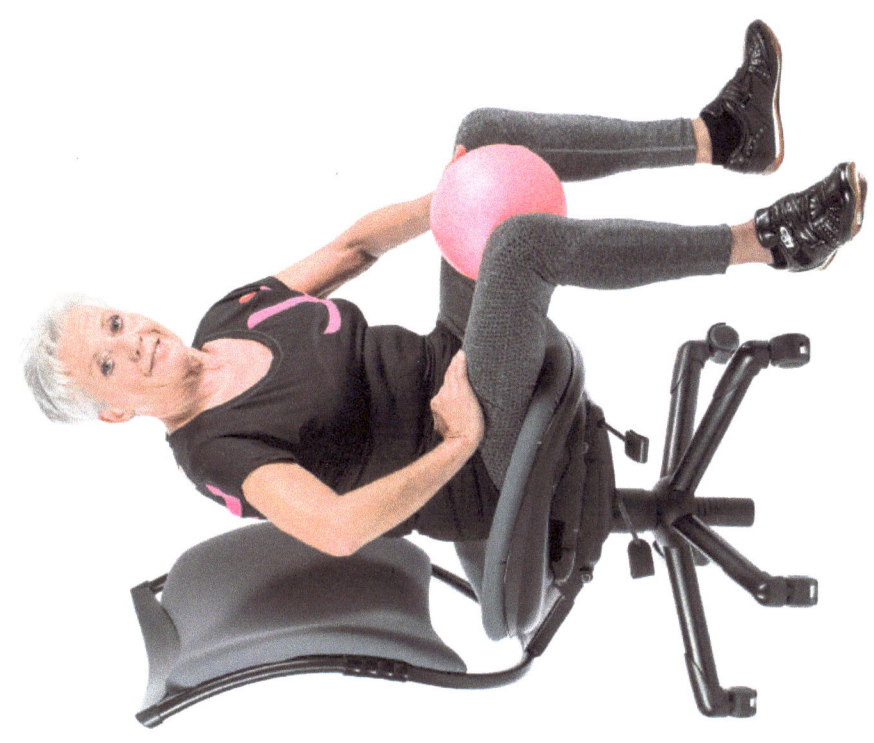
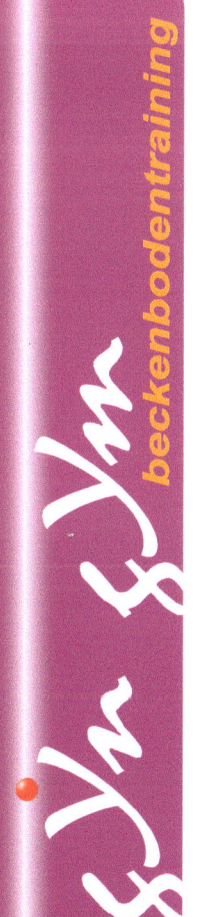
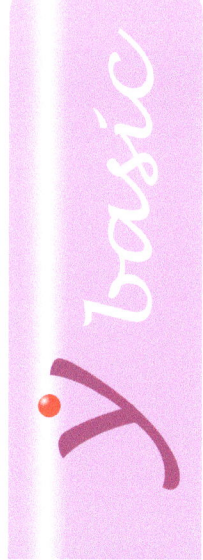
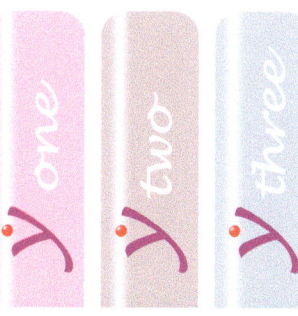

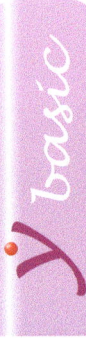

Überblick

Unsere gg basic Übungen bilden die Basis für die weiterführenden Einheiten: **y-one, y-two, y-three**

y-basic vermittelt wie man den Beckenboden stützt und stabilisiert Jede kann diese Übungen durchführen, egal welchen Alters oder Konditionszustandes.

Die Teilnehmerinnen sollen Ihren Ist -Zustand in Bezug auf ihre Fitness und ihren Beckenboden kennenlernen.

y-basic sind Übungen, die wenig Kraft benötigen und in Alltagskleidung durchgeführt werden können

Die Übungen sollen helfen in Alltagssituationen eine funktionelle und schonende Haltung zu vermitteln. (z.B.: Darmentleerung und richtiges Sitzen)

So vermitteln diese Übungen etwa wie man richtig sitzt, bei speziellen Übungsanforderungen liegt oder steht. In aufbauenden Kursen **y-one, y-two, y-three** sollen diese „erlernten Positionen" bereits angewandt werden.

Die Übungen tragen dazu bei „Beckenboden"- schonend aufzustehen, Treppen zu steigen, oder Lasten zu heben.
Welche Bedeutung dabei der Wirbelsäule oder den Beinachsen (X-Beine, O -Beine) zukommt wird erklärt und umgesetzt.

Grundlegendes wie etwa das „Prinzip der Umkehrung", die Funktion der "langen Ausatmung" oder die Unterstützung durch die eigene Stimme werden gelernt.

Grundlegende Informationen über die Anatomie und Funktion des Beckenbodens werden vermittelt.

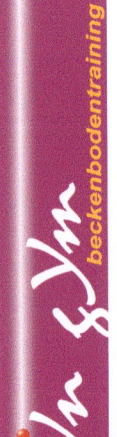

Inhalt

	Seite
Sitz	4
Rückenlage	5
Bauchlage	6
Bank Sphinx	7
Auf geht's	8
Deep breath	9
Blinken	10
Pendel	11
Husten	12
Kniepresse	13
Skorpion	14
Meereswogen Stille Hand	15
Wipp	16
Käfer	17
Schildkröte	18
Beckenrollen	19
CharlieChaplin	20
Treppensteigen	21
Welle zu zweit	22

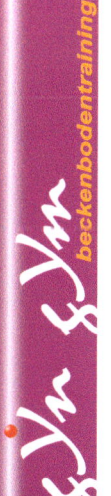

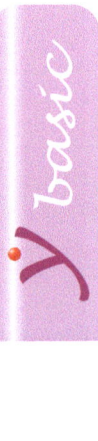

Sitz

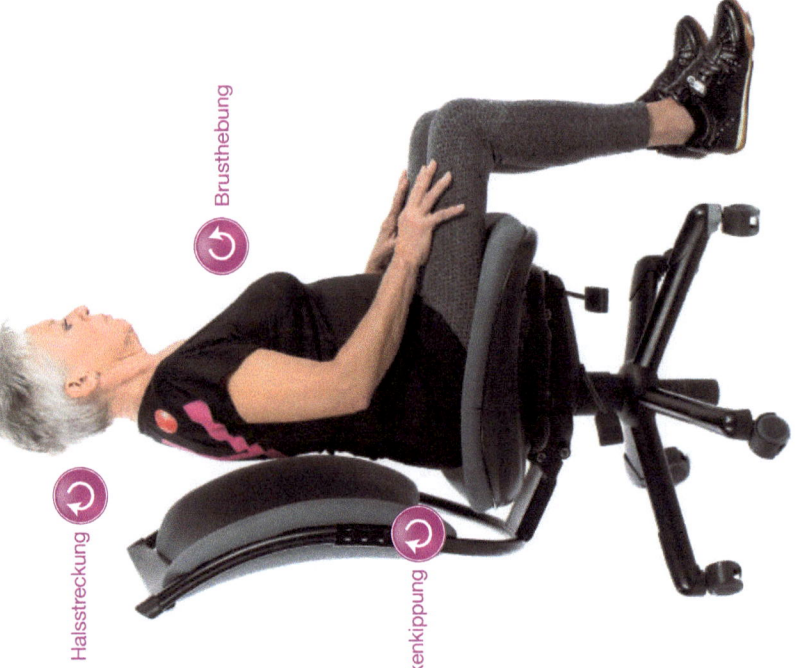

Brusthebung

Halsstreckung

Beckenkippung

Ziel	Lernen Sie gleich am Anfang Ihres gg - Trainings wie Sie **richtig** in Ausgangspositionen gehen. Verinnerlichen Sie die richtige Sitzposition täglich mehrmals… wann immer Sie sitzen!
Ausgangslage	Das Becken kippt in der richtigen Sitzposition nach vorne. Das Brustbein wird deutlich angehoben – vergleichen sie dazu das „Zahnradmodell" und visualisieren sie dieses immer wieder. Dabei dürfen die Arme bei den meisten Übungen auf den Oberschenkeln ruhen. In Hüfte und Kniegelenk sollten wir etwas mehr als einen 90°-Winkel haben. Die Fußsohlen berühren ganz und leicht den Boden. Sie sehen, dass die Sitzhöhe eine entscheidende Rolle spielt – auch beim Sitzball! Bei einer gesunden Kopfhaltung befindet sich das Ohr – von der Seite betrachtet – genau über der Schulter. Bilden sie ein „Doppelkinn".
Ausführung	Beim Sitzen sollte man darauf achten (und sich gegenseitig darauf aufmerksam machen), dass die Schultern nicht hochgezogen sind oder nach vorne fallen (siehe Arme/Beine) und der Kopf nicht nach vorne oder zur Seite geneigt ist. Hilfreich ist die Vorstellung, dass der Kopf am obersten Scheitelpunkt von einem Faden nach oben gezogen wird. Das Steißbein zieht in Richtung Boden. Stoffwechselprobleme: Bei einer gekrümmten Sitzhaltung werden die inneren Organe gequetscht, was sich auf Atmung und Bauchbereich auswirkt und auch ein Druck auf den Beckenboden entstehen kann. In der richtigen Sitzposition atmen sie frei und unbeschwert.

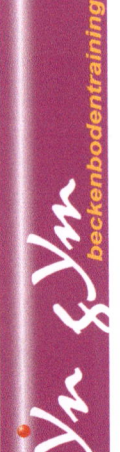

Hilfsmittel: Sitzball, Stuhl, oder andere Sitzgelegenheiten

Rückenlage

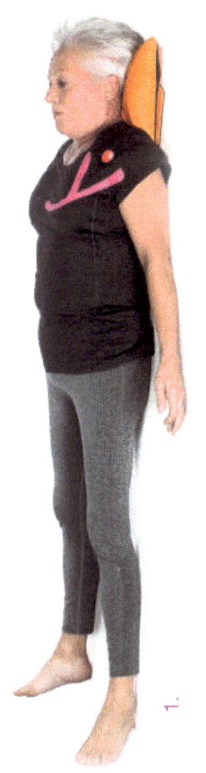
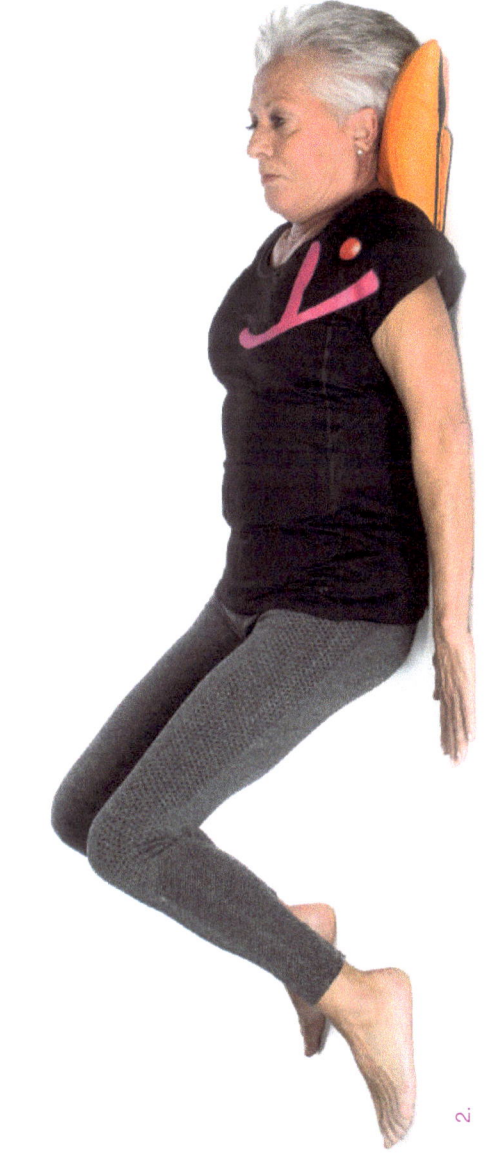

Ziel	Lernen Sie gleich am Anfang Ihres gg - Trainings wie Sie **richtig** in Ausgangspositionen gehen.
Ausführung	In der Rückenlage ziehen Sie Ihr Kinn leicht und ohne Anstrengung in Richtung Brust und strecken dadurch im Bereich der Halswirbelsäule. In manchen Situationen eignet es sich ein Kissen oder eine Nackenrolle unterzulegen. Ihre Arme liegen entspannt in einer natürlichen Außenrotation am Boden, die Handflächen zeigen in Richtung Decke. Bei einigen Übungen kann es in Rückenlage erforderlich sein eine übermäßige Lendenlordose (Hohlkreuz) auszugleichen. Dazu stellt man die Beine auf.

Hilfsmittel: Matte

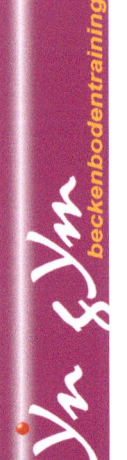

Bauchlage

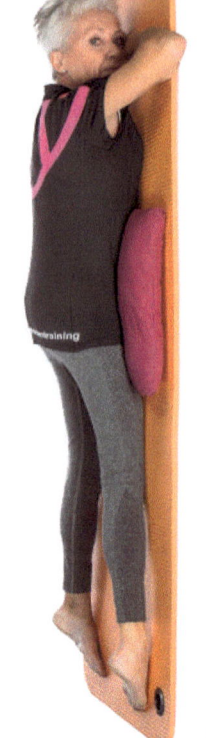

1.

2.

Ziel
Lernen Sie gleich am Anfang ihres gg – Trainings **richtig** in Ausgangspositionen zu gehen.
Die aktive Bauchlage dient zur Vorbereitung auf eine bestimmte Übung. In der passiven Bauchlage können Sie richtig gut entspannen.

Ausführung
In der **aktiven Bauchlage** ruht die Stirn auf den Handrücken, die Beine rotieren nicht nach außen oder innen und die Füße sind auf den Zehen aufgestellt.
In der **passiven Bauchlage**, zur vollkommenen Entspannung, legen Sie ihren Kopf zwischen Ihre Armen, auf ihre Handrücken, oder auf Ihre favorisierte Gesichtshälfte.
Ihre Beine rotieren entsprechend Ihrer entspannten Haltung nach außen, die Füße liegen am Rist.

Bei Rückenbeschwerden und um Rückenschmerzen vorzubeugen legen Sie ein Kissen unter den Bauch. Achten Sie darauf, dass Ihre Haltung eine tiefe Atmung zulässt (den Kopf nicht in den Nacken nehmen, das Kissen darf den Bauchraum nicht absperren).

Hilfsmittel:
Matte

Bank Sphinx

Ziel
Lernen Sie gleich am Anfang Ihres gg Trainings wie Sie **richtig** Ausgangspositionen einnehmen.
In der richtigen Bankstellung lastet wenig Druck auf dem Beckenboden und die Atmung fließt.

Ausführung
In der **Bankstellung** befinden sich die Knie genau unter der Hüfte und die Hände unter der Schulter. Der Rücken ist in neutraler Position gerade. Überprüfen Sie sich anfangs in einem Spiegel. Die Halswirbelsäule steht in gerader Verlängerung zur Brustwirbelsäule. Das Kinn wird zum Brustkorb gezogen (Doppelkinn).
In der Ausgangsposition muss der Rücken immer ganz gerade sein. Stellen Sie sich vor Sie könnten in jedem Bereich der Wirbelsäule (Kreuzbein und Steißbein ausgenommen) ein Glas platzieren.

Die **Sphinxstellung** ist der Bankstellung sehr ähnlich, mit dem Unterschied, dass der Oberkörper auf den Unterarmen abgelegt wird. Der Hüftwinkel verringert sich dadurch gering. Achten Sie darauf, dass für die Wirbelsäule dieselben Punkte gelten wie in der Bankstellung. Achten Sie vor allem darauf, dass Sie ihren Kopf nicht Richtung Decke nehmen (Doppelkinn bleibt!).

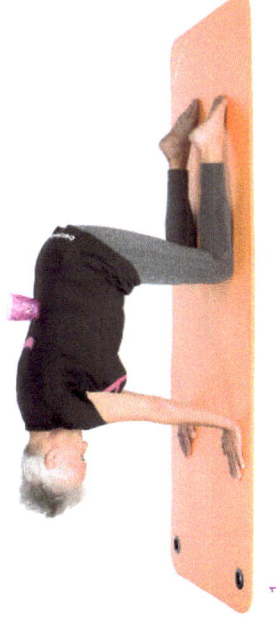

1.

2.

Hilfsmittel:
Matte

Auf geht's

Ziel: Aufstehen mit Hüftschwung und Beckenbodenaktivierung.

Ausgangslage: Sitz

Ausführung:

Aufstehen mit Hüftschwung und Beckenbodenaktivierung:
1) Aktivieren Sie Ihren Beckenboden.
2) Drücken Sie sich mit den Armen vom jeweiligen Sitz ab und nehmen Sie leichten Schwung auf.
3) Ihre Beine bleiben während des Aufrichtens parallel: keine X-Beine; keine O-Beine!
4) Ein Fuß ist während des Aufstehens eine Fußlänge vor dem Anderen.

Übung: Deuten Sie das Sitzen am Sitzball kurz an und stehen Sie gleich wieder auf. Achten Sie dabei auf einen geraden Rücken, und das Sie Ihre Beinachsen nicht verändern.

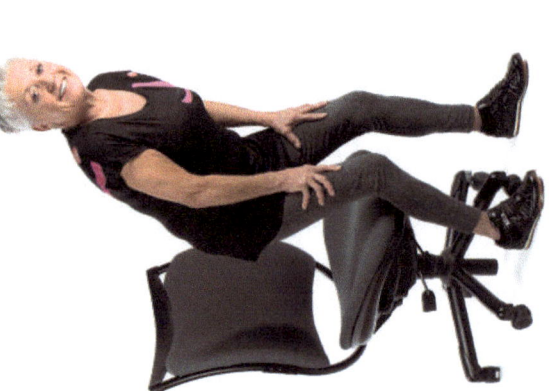
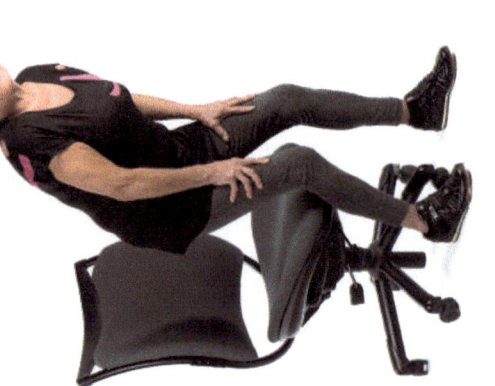
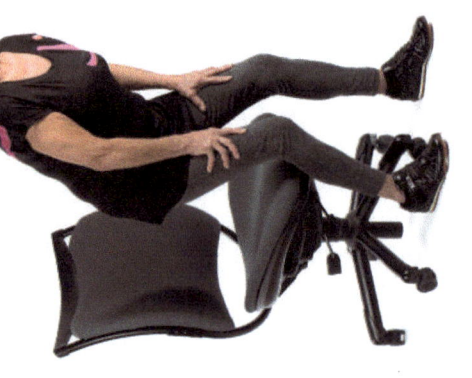

Hilfsmittel: Sitzball, Stuhl, andere Sitzgelegenheiten

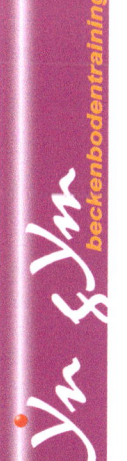

deep breath

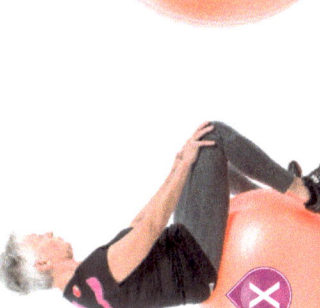

Ziel	Tiefe richtige Atmung ist die Grundlage für jede gyngym Beckenbodenübung. Die richtige Haltung, etwa beim aufrechten Sitz bei konzentrierter Atmung sind zwei grundlegende Parameter des gyngymTrainingskonzepts. Wir bieten dazu auch spezielle Atemtechnik - Kurse an.
Ausgangslage	Sitz
Ausführung	Atmen Sie zunächst 5x tief aus und ein. Die Lungenflügel blähen Sie beim Einatmen bewusst weit auf und bei der Ausatmung lassen Sie alles bis auf den letzten Rest Atemluft aus diesen herausströmen. Danach legen Sie das Hauptaugenmerk auf den Beckenboden. Als Mitspieler zum Zwerchfell hilft er Ihnen bei der Ausatmung. Die Brustatmung wird bewusst auf ein Minimum reduziert. Je weiter Sie ausatmen - und auch jetzt versuchen Sie so lange wie möglich auszuatmen – desto mehr wird sich Ihr Beckenboden anspannen. Die Sitzbeinhöcker gehen zueinander. After, Scheide und Harnröhre schließen sich mehr und mehr. Beim Einatmen wird alles „weit". Der Beckenboden sinkt merklich ab, die Sitzbeinhöcker weiten sich, das Becken „öffnet" sich förmlich.

Hilfsmittel: Sitzball, Stuhl, andere Sitzgelegenheiten

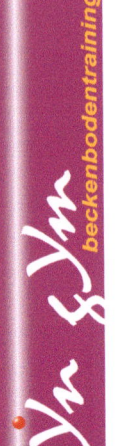

Blinken

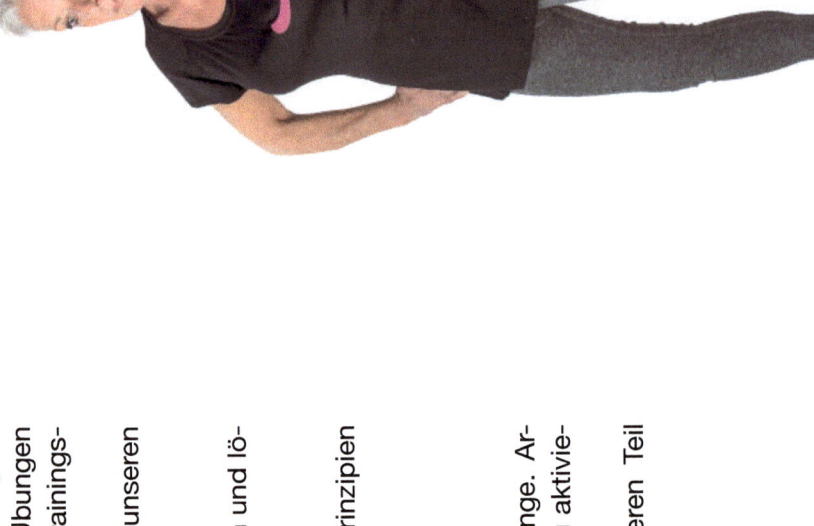

Ziel	Visualisierung und Körperkontrolle. Übungen für Überall führen Sie in der Anfangsphase Ihres Trainings an Besten so oft wie möglich aus. Überall und unbemerkt. Mit einer kleinen Anzahl an Übungen und Konsequenz schaffen Sie so bereits in den ersten Trainingswochen erstaunliche Erfolge. Ergänzen Sie Ihr Training mit 2-3 Einheiten pro Woche auf unseren Beckenbodenstimulatoren.
Ausführung	Spannen Sie den hinteren Teil (After) Ihres 8erMuskels an und lösen Sie darauf hin wieder die Spannung. Führen Sie diese Übung in weiterer Folge nach den Prinzipien „Kurz" und „Lang" durch: • Kurze Wiederholungen mit kleinen Pausen. • Langes Anhalten mit längerer Pause. Variieren Sie beliebig Anspannungsdauer und Pausenlänge. Arbeiten Sie immer kontrolliert und visualisieren Sie den zu aktivierenden Bereich. Die gleichen Übungen führen Sie auch mit dem vorderen Teil (Scheide, Schaft) Ihres 8er - Muskels durch.

Hilfsmittel:
Keines

Pendel

Ziel

Übungen für Überall führen Sie in der Anfangsphase Ihres Trainings idealerweise so oft wie möglich aus. Überall und unbemerkt. Mit einer kleinen Anzahl von Übungen und Konsequenz schaffen Sie so bereits in den ersten Trainingswochen erstaunliche Erfolge. Ergänzen Sie Ihr Training mit 2-3 Einheiten pro Woche auf unseren Beckenbodenstimulatoren.

Ausführung

Kombinieren Sie die beiden Teile der Übung „Blinken" so, dass Sie abwechselnd die beiden Ringe Ihrer äußersten Beckenbodenschicht, die Schließmuskeln des Afters und der Scheide, anspannen. Wir haben diese Muskeln auch den 8-er Muskel genannt.
Die Übung kann in verschiedenen Tempi ausgeführt werden, also beispielsweise auch zu Musik. Es ist empfehlenswert, mit einem langsamen Rhythmus und etwas länger anhaltenden Tönen zu beginnen und erst später die Anspannungen schneller und kürzer werden zu lassen.
Die Übung erfordert zu Beginn hohe Konzentration. Mit zunehmender und regelmäßiger Übung geht sie spielerisch.

Hilfsmittel:
Keines

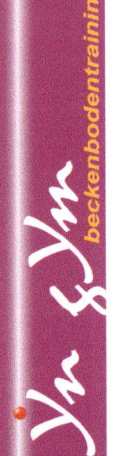

Husten

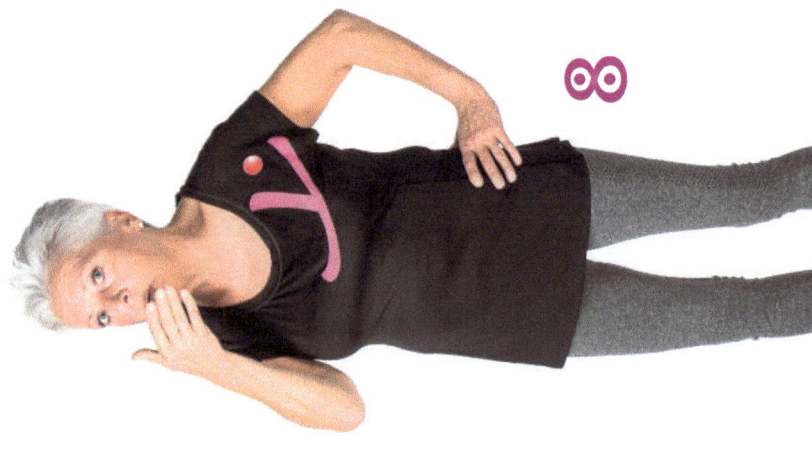

8

Ziel	Übungen für Überall führen sie in der Anfangsphase Ihres Trainings am Besten so oft wie möglich aus. Überall und unbemerkt. Mit einer kleinen Anzahl an Übungen und Konsequenz schaffen Sie so bereits in den ersten Trainingswochen erstaunliche Erfolge. Ergänzen Sie Ihr Training mit 2-3 Einheiten pro Woche auf unseren Beckenbodenstimulatoren.
Ausgangslage	Jede
Ausführung	Spannen Sie Ihren Beckenboden während des Hustens reflektorisch und bewusst an. Spüren Sie wie Ihr Beckenboden deutlich nach innen geht.

Hilfsmittel: Keines

Kniepresse

Ziel	Kräftigung des Beckenbodens, Körperkontrolle.
Ausgangslage	Sitz
Ausführung	Ein Beckenbodenball wird zwischen den Knien eingeklemmt. Während der Ausatmung drücken Sie die Knie in den Ball und ziehen den Bauchnabel nach innen und spannen Ihren Beckenboden an. Versuchen Sie dabei Ihre Oberschenkel möglichst wenig anzuspannen, also locker zu lassen.

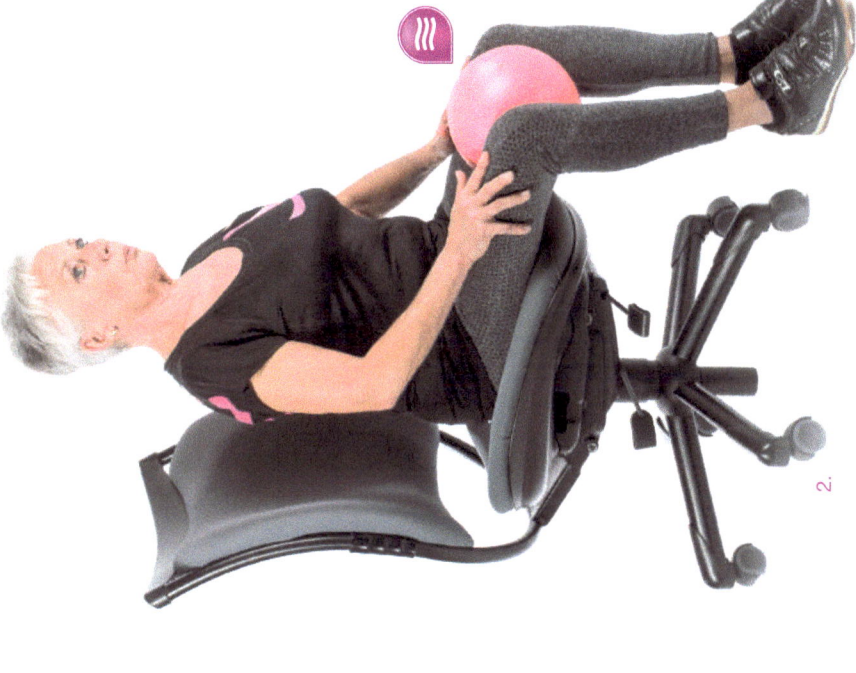

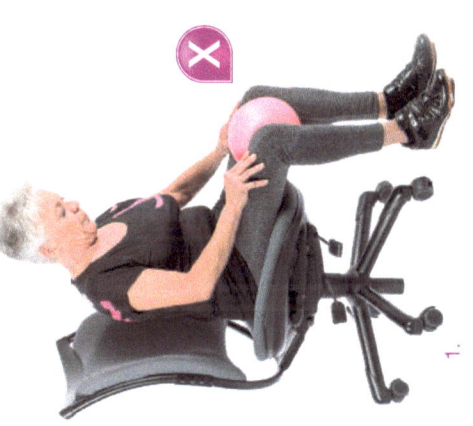

Hilfsmittel: Beckenbodenball, Stuhl oder Sitzball

Skorpion

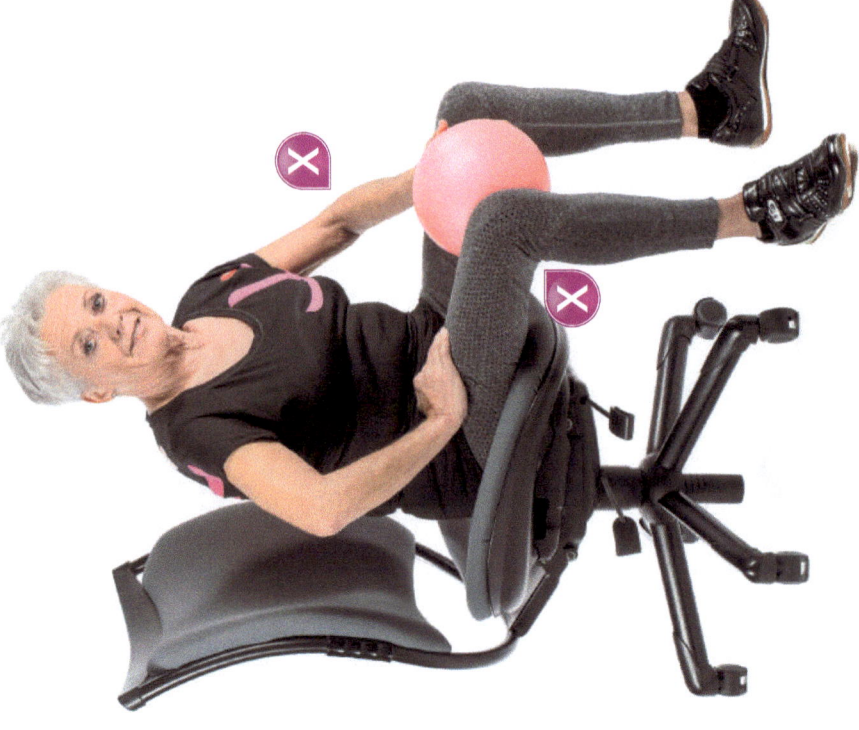

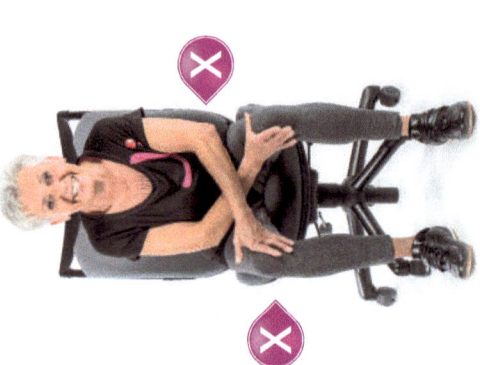

Ziel	Kraftaufbau, Koordination und Körperkontrolle.
Ausgangslage	Sitz
Ausführung	Rutschen Sie dafür an das vordere Drittel eines Stuhles. Nun drücken Sie mit Ihrer linken Hand an die Innenseite Ihres rechten Knies (dazwischen platzieren Sie einen Beckenbodenball). Mit Ihrer linken Hand pressen Sie die Innenseite Ihres rechten Knies. Bei jeder Ausatmung wird nun mit den Knien ein Druck nach innen gegen Ihre Hände aufgebaut, Ihr Beckenboden wird angespannt. Achten Sie darauf, dass Sie dabei nicht mit einer Pressatmung beginnen, sondern weiterhin ruhig und zügig atmen. Bei jeder Einatmung entspannen Sie Ihren Beckenboden und werden weit und weich.

Hilfsmittel: Beckenbodenball, Stuhl oder Sitzball

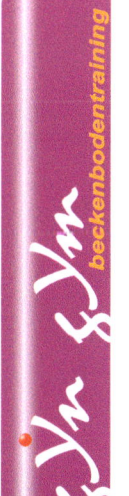

Meereswogen

Ziel	Atemschulung, Entspannung
Ausgangslage	Rückenlage
Ausführung	Beginnen Sie die Atmung fließen zu lassen und richten Ihre Aufmerksamkeit voll und ganz auf Ihre Atemzüge. Ausatmend visualisieren Sie Ihren Beckenboden und spüren wie er gegen Ende des Atemausstoßes mehr und mehr kontrahiert, um die Atmung zu unterstützen. Einatmend füllen Sie Ihre Lungenflügel mit frischem Sauerstoff, sie blähen sich auf. Der jeweilige Umkehrpunkt der Atmung, sozusagen oben und unten, kommt reflektorisch. Darauf brauchen Sie nicht zu achten. Lassen Sie einfach die Luft in sich strömen und wieder gehen, wie die Wellen am Meer. Merken Sie wie Ihr Beckenboden einen maßgeblichen Beitrag leistet.

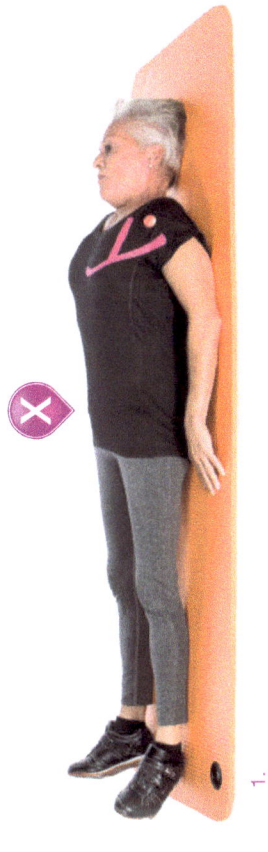

1.

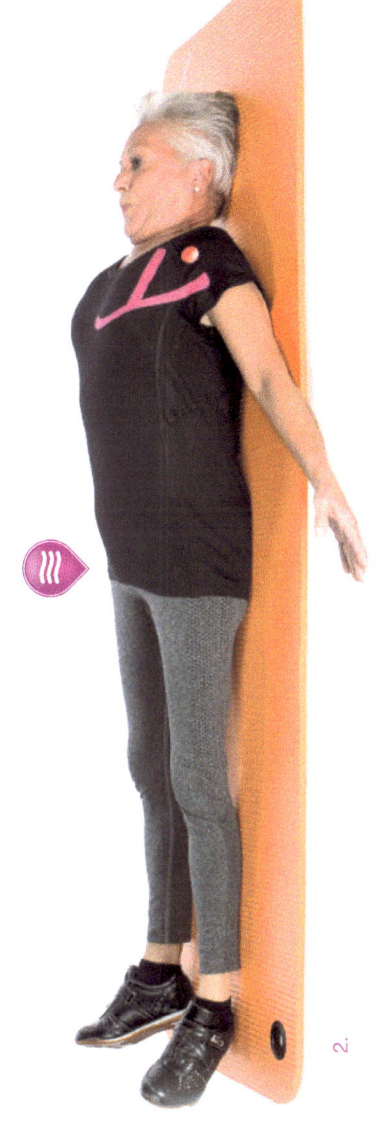

2.

Hilfsmittel: Matte

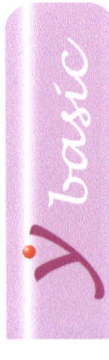

Stille Hand

Ziel	Atmungsschulung, Körperkontrolle, Wahrnehmung.
Ausgangslage	Rückenlage
Ausführung	Legen Sie beide Hände auf den Bauch und spüren wie sich die Bauchdecke hebt und senkt. Danach legen Sie eine Hand auf den Brustkorb und verschiedene Stellen des Bauches und versuchen dort „hinzuatmen". Legen Sie dann Ihre Hände außen an die Rippenbögen und spüren wie sich diese bei jeder Einatmung weit öffnen. Während der Ausatmung können die Hände durch leichten Druck die Bewegung verstärken. Lassen Sie dabei Ihre Schultern locker.

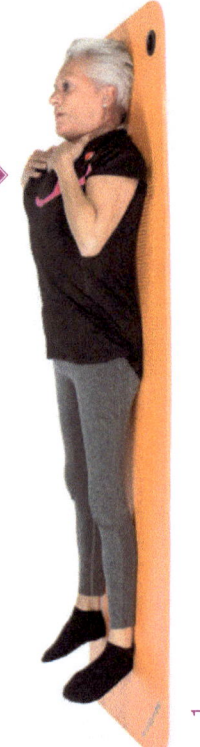

1.

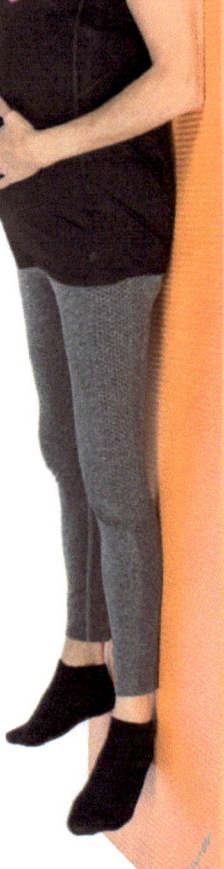

2.

Hilfsmittel: Matte

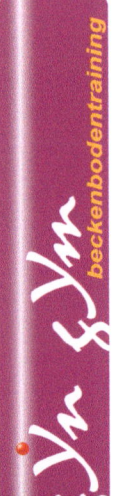

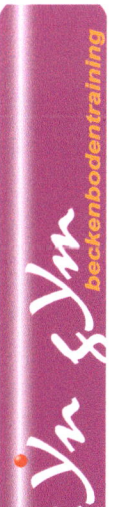

Wipp

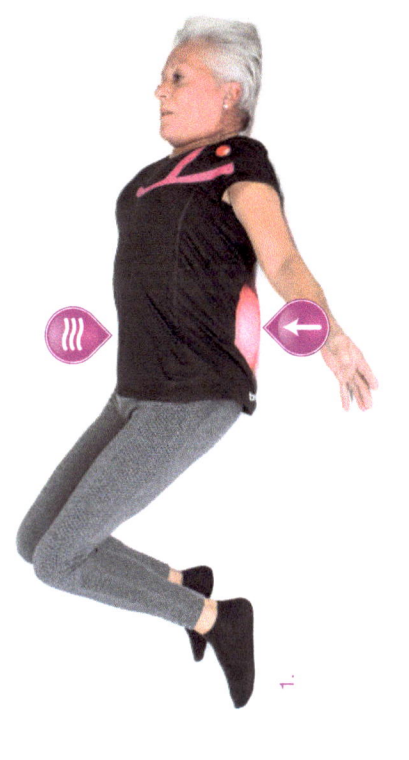

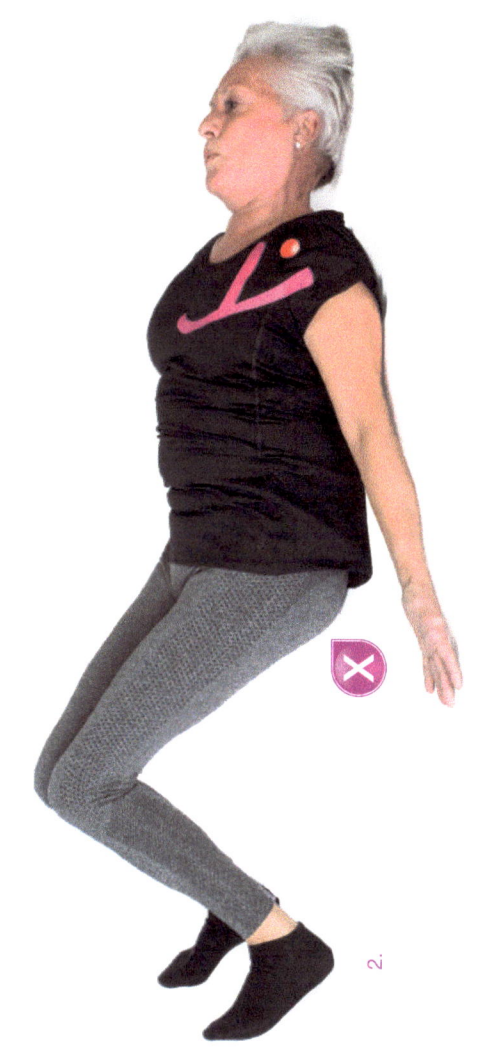

Ziel	Training der Beckenbodenmuskulatur und der Bauchmuskulatur.
Ausgangslage	Rückenlage, die Beine hüftbreit aufgestellt.
Ausführung	Heben Sie beim Einatmen Ihre Lendenwirbelsäule vom Boden ab. Beim Ausatmen runden Sie die Wirbelsäule im unteren Drittel und drücken Ihr Kreuzbein und Ihre Lendenwirbelsäule gegen den Boden. Versuchen Sie dabei, Ihr Steißbein leicht vom Boden abzuheben. Den Bauchnabel ziehen Sie nach unten zur Matte. Dabei wird der Beckenboden angespannt.

Hilfsmittel: Matte

Käfer

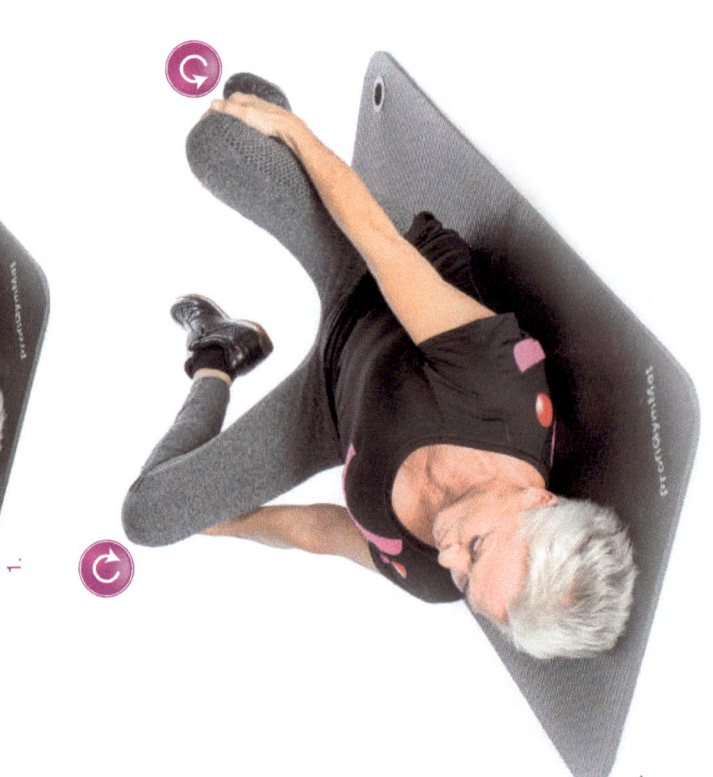

Ziel	Entspannung und Mobilisierung. Lockerungsübung für den Beckenboden und das gesamte Becken.
Ausgangslage	Rückenlage
Ausführung	Ziehen Sie Ihre Knie mit den Händen zur Brust. Zunächst kreisen Sie mit Ihren Knien von außen nach innen. Ihre Hände unterstützen dabei die Bewegung. Ihr Beckenboden und die Hüftmuskulatur sind dabei völlig entspannt. Nach einigen Wiederholungen kreisen Sie von innen nach außen und wiederholen diese Bewegung mehrere Male.

Hilfsmittel: Matte

Schildkröte

Ziel	Dehnung
Ausgangslage	Päckchenstellung: Dabei knien Sie mit gespreizten Beinen am Boden und legen den Oberkörper auf den Oberschenkeln ab. Die Arme ruhen in Richtung Ihrer Füße am Boden, die Wirbelsäule ist rund und das Kinn zieht Richtung Brust.
Ausführung	In dieser Stellung führen Sie tiefe Atemzüge aus. Sie spüren wie bei jeder tiefen Einatmung Ihr Becken und die Wirbelsäule auseinandergezogen werden und sich bei jeder Ausatmung Ihr Körper zusammenzieht. Wenn Sie die Schildkröte auch als Kraftübung für Ihren Beckenboden ausführen möchten, spannen Sie jedes Mal bei der Ausatmung Ihren Beckenboden kräftig an.

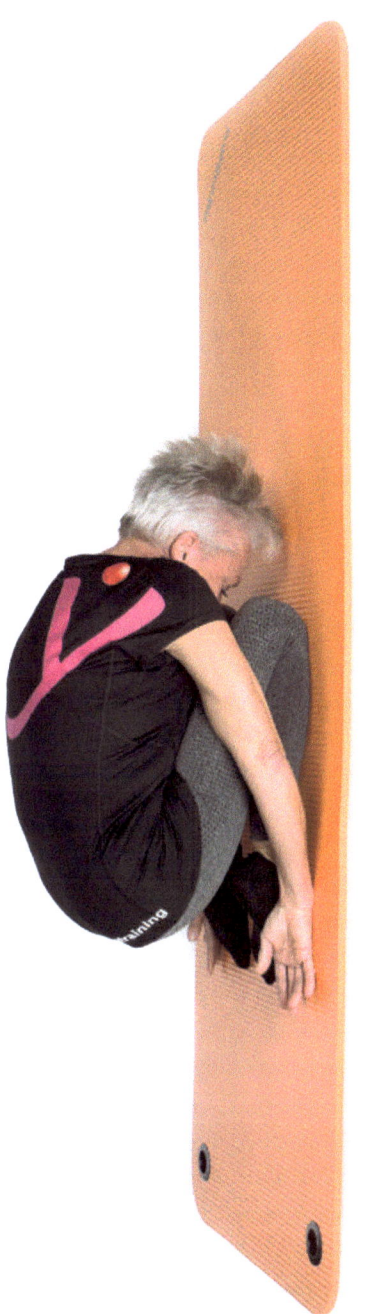

Hilfsmittel: Matte

Beckenrollen

Ziel	Beckenmobilisierung, Atemschulung.
Ausgangslage	Sitz, Rückenlage oder Stand.
Ausführung	Bewegen Sie Ihren Beckenkamm vor und zurück. Während Sie bei der Vorwärtsbewegung ein leichtes Hohlkreuz machen atmen Sie ein und machen Ihren Bauchraum bewusst groß. Bei der Rückwertsrollung drücken Sie bewusst Ihren unteren Rücken nach hinten, indem Sie kräftig Ihre Beckenbodenmuskulatur und Bauchmuskulatur anspannen.

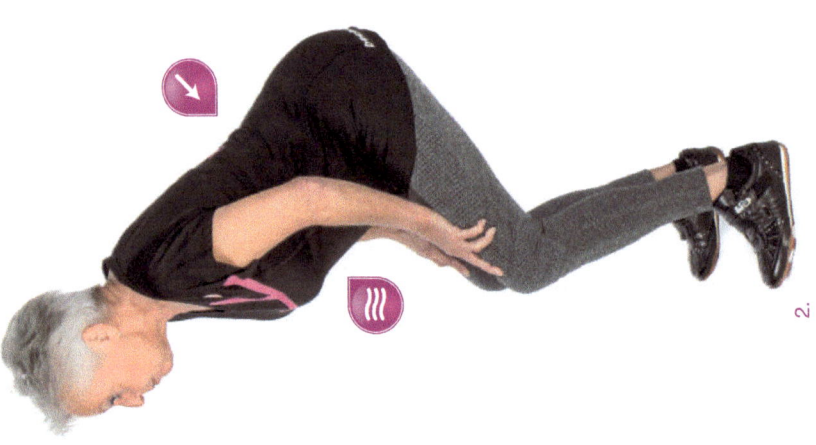

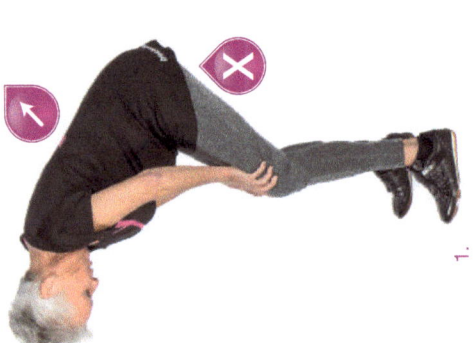

Hilfsmittel: Keine

Charlie Chaplin

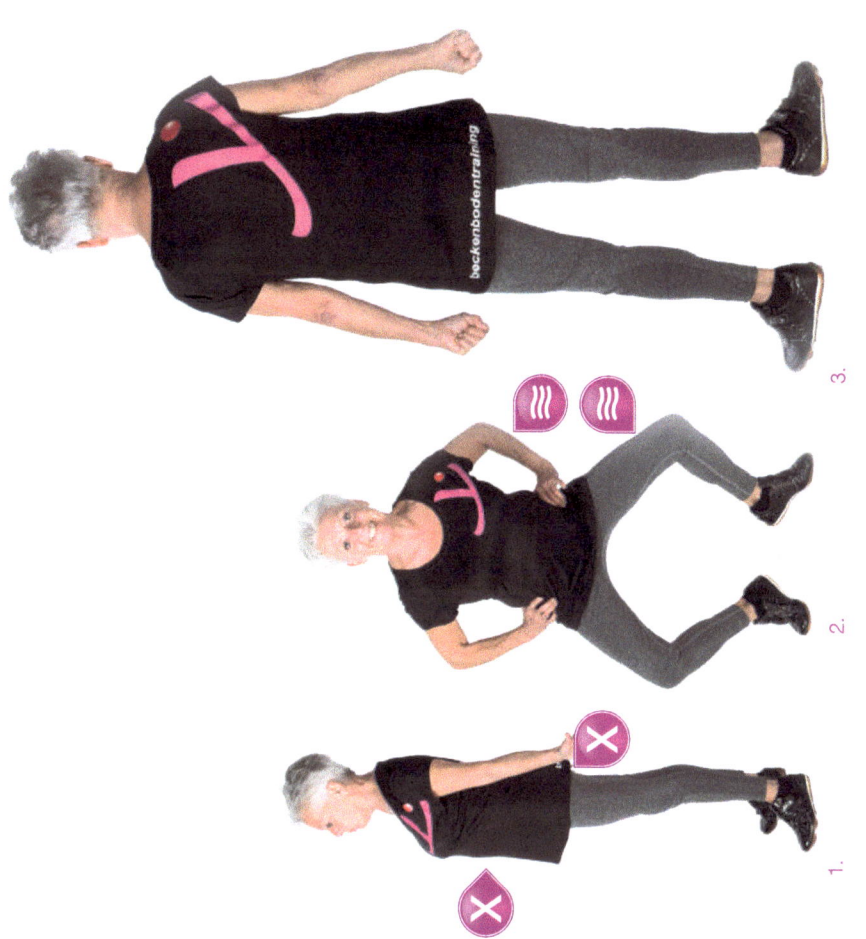

Ziel	Beckenbodenkräftigung.
Ausgangslage	Stand hüftbreit.
Ausführung	Richten Sie im aufrechten Stand Ihre Wirbelsäule gerade zur Decke, ziehen Sie dann Ihre Schulterblätter weit nach hinten unten und heben Sie Ihr Brustbein leicht an. Ihr Kinn zeigt in Richtung Boden. Nehmen Sie sich dafür Zeit, kontrollieren Sie Ihre Atmung, bringen Sie Ihr Becken von der Ausrichtung her in die neutrale Position (über die Fersen). Mit der nächsten Einatmung heben Sie beide Fersen vom Boden an und drehen diese zueinander, mit der nächsten Ausatmung kommen Sie wieder auf den Boden zurück. Die Fersen bleiben bei dieser Übung immer zusammen – die Zehen zeigen dadurch nach außen – Charlie Chaplin. Mit jeder Einatmung beugen Sie jetzt sanft die Knie und kommen in eine leichte Kniebeuge, mit jeder Ausatmung strecken Sie langsam die Beine wieder durch und heben die Fersen an. Dabei spüren Sie wie sich die Sitzbeinhöcker zueinander drehen, Sie den Beckenboden anspannen und dabei auch den Bauchnabel nach innen ziehen. Wiederholen Sie diesen Ablauf 8 – 10x in Ihrem Atemtempo und spüren Sie anschließend für einen kurzen Augenblick nach.

Achtung:
Die Gesäßmuskulatur bleibt beim Abheben der Fersen locker.

Hilfsmittel:
Keine

Treppensteigen

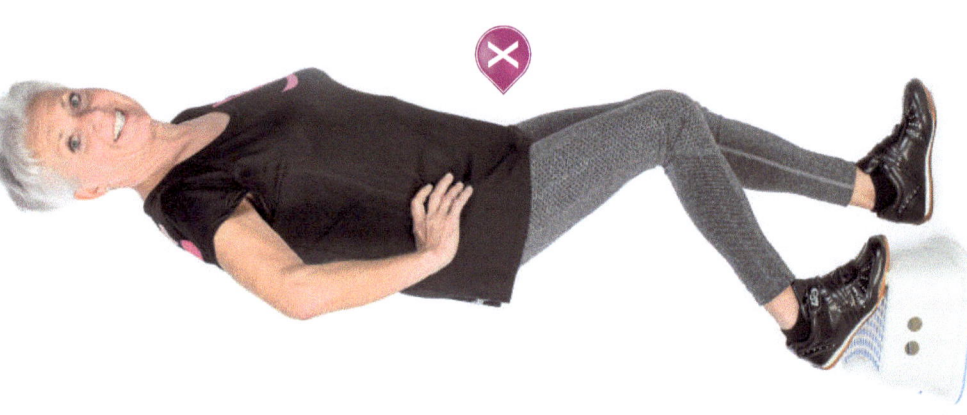

Ziel Automatisierung und Integration in den Alltag.

Ausführung Das Bergabsteigen bedeutet für die Beckenbodenmuskulatur mehr Arbeit als das Bergaufsteigen. Die inneren Organe werden bei jedem Schritt mehr gegen den Beckenboden gepresst als beim Gehen in der Ebene.
Deswegen ist es notwendig, sich dieser Situation vor jeder Treppe bewusst zu werden und bereits vorher den Beckenboden anzuspannen.
Es empfiehlt sich auch, den Schritt bewusst durch das Anspannen der Beinmuskulatur abzufedern. Zu ihrer Kontrolle: Treten Sie leise auf!

Hilfsmittel: Treppe

Welle zu zweit

Ziel	Partnerübung: Atemschulung, Beckenmobilisierung und Entspannung.
Ausgangslage	Rückenlage mit angehobenen Beinen, wobei der Partner sitzt.
Ausführung	Der Partner sitzt auf einem Sitzball und fixiert Ihre Unterschenkel auf seinen Oberschenkeln. Sie bleiben wie bei der Welle in Rückenlage, heben aber Ihre Beine vom Boden ab und lassen sie am Schoß ihres Partners mit leichter Außenrotation ruhen. Zusätzlich zu den Atemübungen, die in den Übungen „Meereswogen" und „Deep breath" beschrieben werden, führt Ihr Partner am Sitzball seitliche und rotierende Bewegungen aus, die sich auf Ihren entspannten Körper übertragen. Dabei wird Ihr Becken, aber auch die Wirbelsäule mobilisiert und gleichzeitig Ihre Atmung geschult. Ihre Aufmerksamkeit richtet sich auch bei der Welle zu Zweit ausschließlich auf die Atemzüge, den Rest erledigt Ihr Partner. Fairerweise sollten Sie auch einmal die Positionen wechseln!

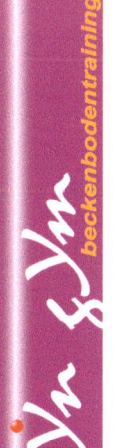

Hilfsmittel: Matte, Sitzball oder Stuhl

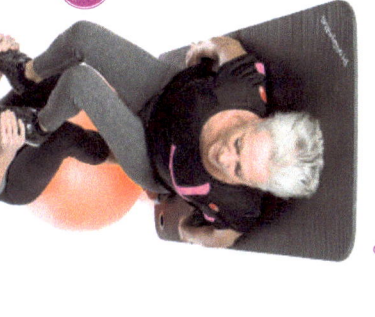

3.

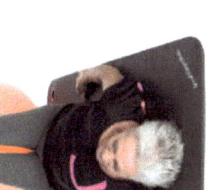

2.

1.

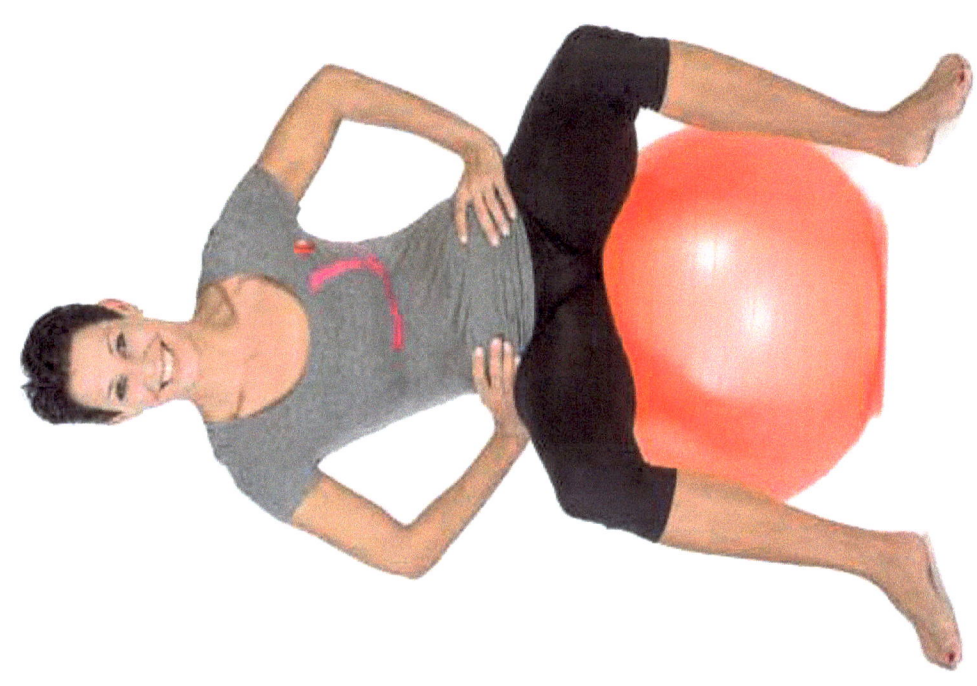
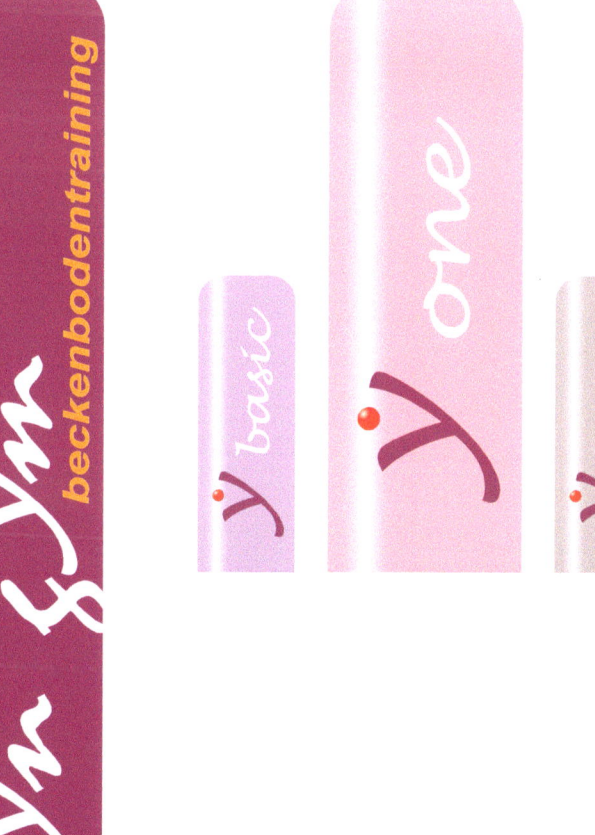

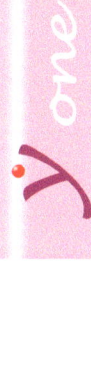

Überblick

Bei **y-one** Übungen handelt es sich um leichte Übungen, bzw. Anfängerübungen. Sie bilden das Grundgerüst von dem aus auf Übungen von **y-two** oder **y-three** übergegangen werden kann. Es wird Augenmerk darauf gelegt, dass die Übungen auch von Übergewichtigen oder älteren Menschen mit Bewegungseinschränkungen vollzogen werden können.

Körpererfahrungsübungen: Ziel dieser Übungen ist es, den eigenen Beckenboden zu erkennen. Aufbauend auf den **y-one** Bausteinen (Atmung, richtiges Sitzen und Aufstehen, erlebt man, dass die Beckenmuskulatur und die Beckenbodenmuskulatur Synergisten sind, aber auch getrennt voneinander trainiert werden können.

Atemschulung: jede gyngym-Übung soll mit Atmungskontrolle erfolgen, deswegen ist eine Atemschulung vorweg in y-basic nötig. In **y-one** Übungen liegt ein Schwerpunkt der Aufmerksamkeit bei der richtigen Anwendung der Atmung während der Ausführungen.

y-one Übungen sind koordinativ einfache Übungen. Leichte inter- und intramuskuläre Koordinationsübungen werden erlernt.
Auch die Koordination von Zwerchfell und Beckenboden wird einstudiert.

(dazu: Koordinationsübungen zur intramuskulären Koordination: Lokale Stabilisatoren An unseren Gelenk- und Segmentsystemen existieren „lokale Stabilisatoren" [verhältnismäßig „kleine", außen am Körper nicht sichtbare Muskeln], die für eine „dynamische" Stabilisation - bevor Bewegungen auftreten - verantwortlich sind. So „spürt" zum Beispiel unser Organismus vor dem Fußaufsatz - beim u.a. Gehen oder Laufen - die „drohende" Belastung und aktiviert die „lokalen Muskelsysteme" im Bereich des Hüftgelenks und der Wirbelsäule um die anfallenden Kräfte gelenk- bzw. segmentschonend abzuleiten. Dieses Reaktionsschema wird als „feed-forward Mechanismus" bezeichnet [präaktivierte Muskelkontrolle in Erwartung auf Belastung oder einer folgenden Handlung.] – Hape Meigl, 2008)

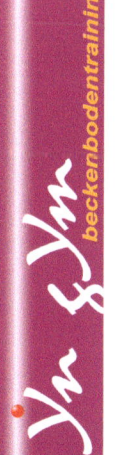

y-one Übungen bringen den Beckenboden, Rücken und das Becken in Bewegung und vernetzen sie miteinander. Das gibt eine gute synergetische Zusammenarbeit. Der Rücken und die Haltung profitieren ebenfalls von diesen Übungen und geben den Übenden ein Gefühl neuer Stärke.

y-one Übungen sind Kennenlern -Übungen. Es handelt sich um Übungen, in denen sich die Kundinnen untereinander in den Kleingruppen näher kennen lernen können und durch das Gruppengefühl mehr Energie gewinnen. Unsere Trainerinnen sollen diesen Aspekt in yone Übungen besonders einfließen lassen.

Der **y-one** Kurs ist der Einsteigerinnen Kurs. Es ist möglich, dass hier sehr verschiedene Menschen mit sehr unterschiedlichen Vorkenntnissen in Bezug auf Ihren Beckenboden, mit sehr unterschiedlichen Konditionen und Einstellungen teilnehmen.

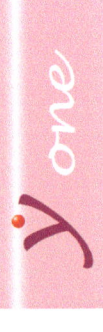

Inhalt - one

	Seite
Schmetterling	5
Presse	6
Damm heben	7
Klavierspielerin	8
Karusell	9
Sitzbeinhöcker Marschieren	10
Beckenuhr	11
Nussknacker	12
Heuschrecke	13
Guten morgen Übung	14
Perlenkette 1-3	15
Press & Hold Easy	16
Welle	17
Knielift	18
Schispringer	19

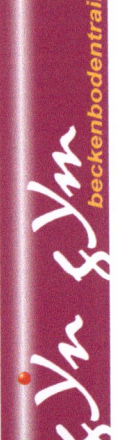

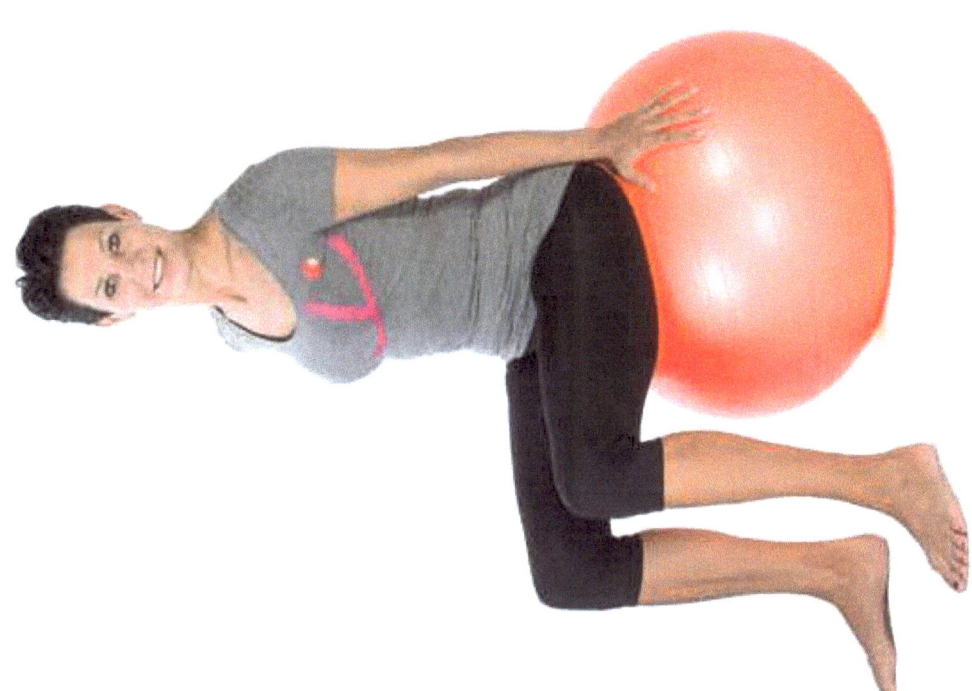

Schmetterling

Ziel	Kräftigung, Körperkontrolle und Koordination.
Ausgangslage	Sitz
Ausführung	**Schritt 1:** Spannen Sie abwechselnd den After und die Muskulatur rund um die Scheide an. Betonen Sie zunächst die Anspannung des Afters, wogegen die Anspannung der Scheidenmuskulatur zunächst nur kurz und leicht angedeutet wird. Stellen Sie sich dabei vor, Sie wollen den „letzten Tropfen" Wasser lassen. Ein Rhythmus lang, kurz, lang, kurz entsteht. Wenn Sie geübter sind, können Sie beide Anspannungen gleich betonen. **Schritt 2:** Versuchen Sie die beiden Schlaufen der Acht (Achtermuskel) zueinander zu ziehen. Atmen Sie dabei tief aus, bis Sie mit der Ausatmung anstehen. Der Damm hebt sich deutlich an und die beiden 8er Schlaufen stehen sich näher als in der Ausgangsposition. Mit der Einatmung kommen Sie wieder in die Ausgangsposition zurück und spüren wie sich die Muskelspannung löst.

Hilfsmittel:
Sitzball

Presse

Ziel	Leichte und effektive Beckenbodenübung mit Unterstützung der Adduktoren.
Ausgangslage	Sitz
Ausführung	Setzen Sie sich an die Kante Ihres Stuhls und klemmen Sie einen Beckenbodenball zwischen Ihren Knien ein. Die Füße stehen gut geerdet am Boden. Drücken Sie mit den Knien sanft den Ball zusammen und atmen Sie dabei aus. Der Krafteinsatz geht in erster Linie vom Beckenboden aus. Die innere Beinmuskulatur (Adduktoren) unterstützt. Wenn Sie wieder entspannen, atmen Sie ein und lösen den Druck auf den Ball.

Hilfsmittel: Stuhl

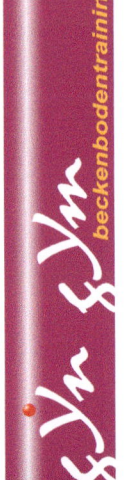

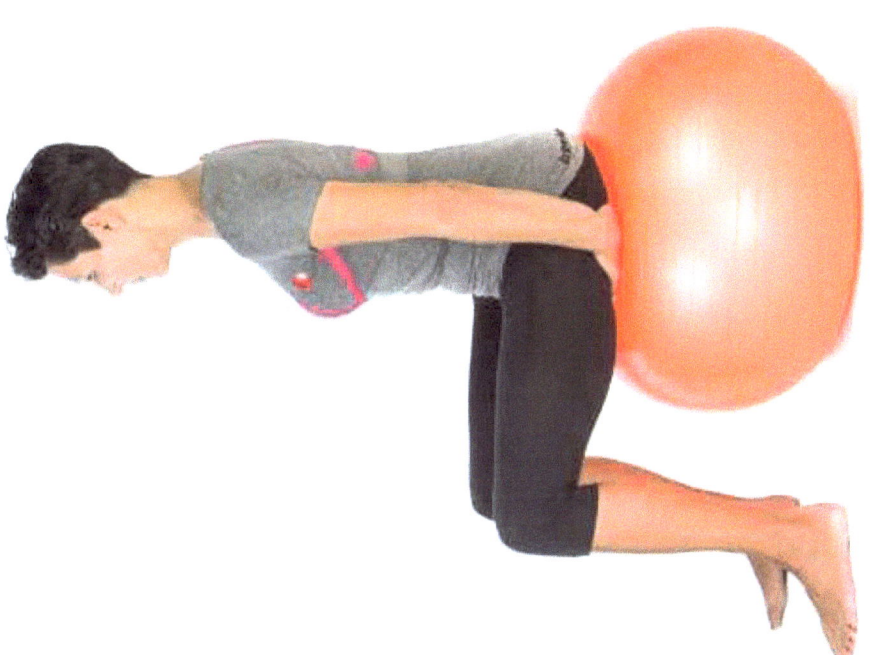

Damm heben

Ziel	Visualisierung des Beckenbodens.
Ausgangslage	Sitz
Ausführung	Ertasten Sie Ihre Sitzbeinhöcker und Ihr Schambein und stellen Sie sich vor, wie Ihr Beckenboden dazwischen aufgespannt liegt. Mit einer langen und tiefen Ausatmung verstärken Sie noch Ihre Vorstellung davon. Nun versuchen Sie sich zu verbildlichen, dass die Sitzbeinhöcker und das Schambein nach innen ziehen und sich dabei Ihr Damm hebt. Lassen Sie ruhig während der Ausführung die Hände auf den Sitzbeinhöckern und versuchen Sie diese zueinander zu ziehen.

Hilfsmittel: Sitzball, Stuhl

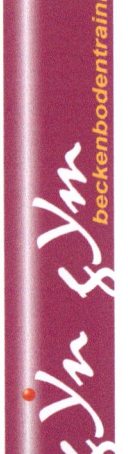

Klavierspielerin

Ziel	Beckenbodenaktivierung mit Unterstützung durch die Beinmuskulatur.
Ausgangslage	Sitz
Ausführung	Die richtige Sitzhaltung ist hier von großer Bedeutung. Die Sitzhöhe muss so eingestellt sein, dass die Füße gerade den Boden erreichen, und der Hüftwinkel leicht über 90° liegt. Setzen Sie sich an die Kante Ihres Stuhls. Nun drücken Sie abwechselnd die Zehen sowie die Fersen in den Boden. Dabei schließt sich bei Druckgebung auf die Zehen der vordere Teil des Beckenbodens. Wenn Sie die Fersen fest mit dem Boden verankern, schließt sich der hintere Teil des Beckenbodens. Drücken Sie dann abwechselnd die linke und rechte Ferse in den Boden, sowie den linken und rechten Zehenballen.

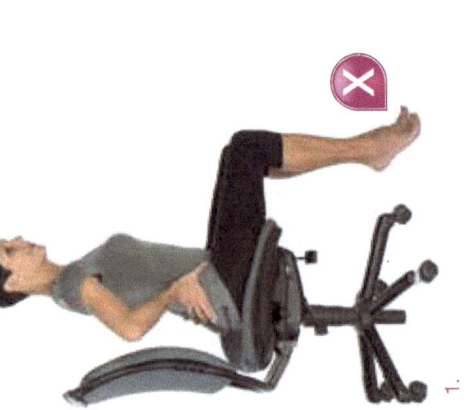

1.

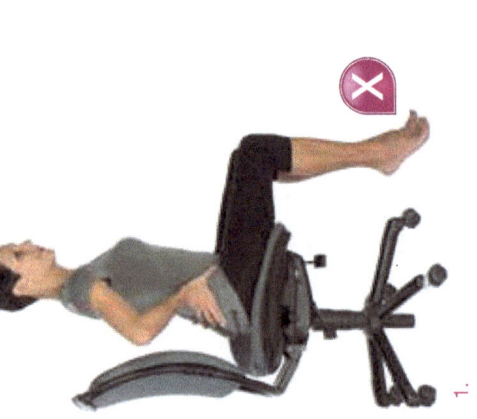

2.

Hilfsmittel: Stuhl

Karusell

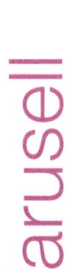

Ziel	Mobilisierung im Becken, bessere Durchblutung und Koordination.
Ausgangslage	Sitz
Ausführung	

1) Ertasten Sie zunächst Ihr Steißbein, um für jene Stellen sensibilisiert zu werden, die gleich am Sitzball bewegt werden soll. Bewegen Sie Ihr Steißbein nun nach vorne und zurück, nach links und rechts, ohne den Kontakt zwischen Steißbein und Ball zu verlieren.

2) Gelingt das, führen Sie danach kreisende Bewegungen aus.

3) Dieselben Übungen machen Sie danach mit Ihren Sitzbeinhöckern. Ertasten Sie diese und bewegen Sie sie auf Ihrem Ball in alle Richtungen. Nun pendeln Sie mit gerader Wirbelsäule leicht nach vorne, die Belastung verlagert sich auf die Oberschenkel. Sie atmen dabei ein, der Beckenboden dehnt sich aus, die Sitzbeinhöcker gehen leicht auseinander.

4) Während der tiefen Ausatmung pendelt der gestreckte Oberkörper zurück, so dass die Belastung hinter den Sitzbeinhöckern spürbar wird. Sie spannen den Beckenboden an, indem Sie die Sitzbeinhöcker scheinbar zueinander ziehen.

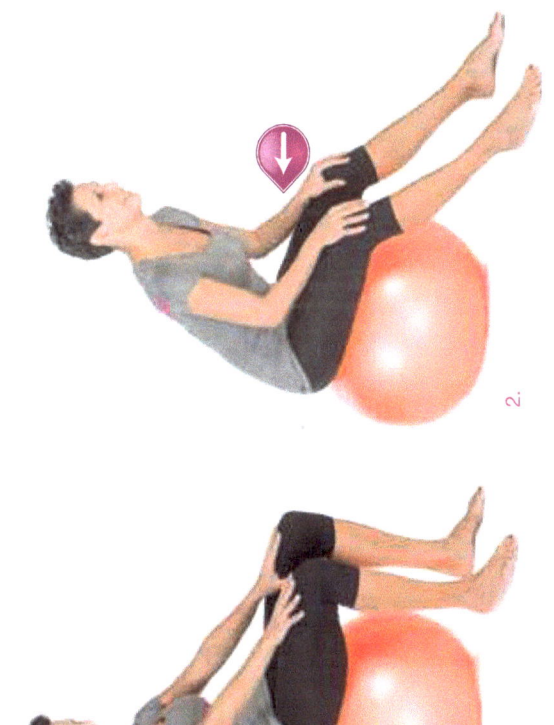

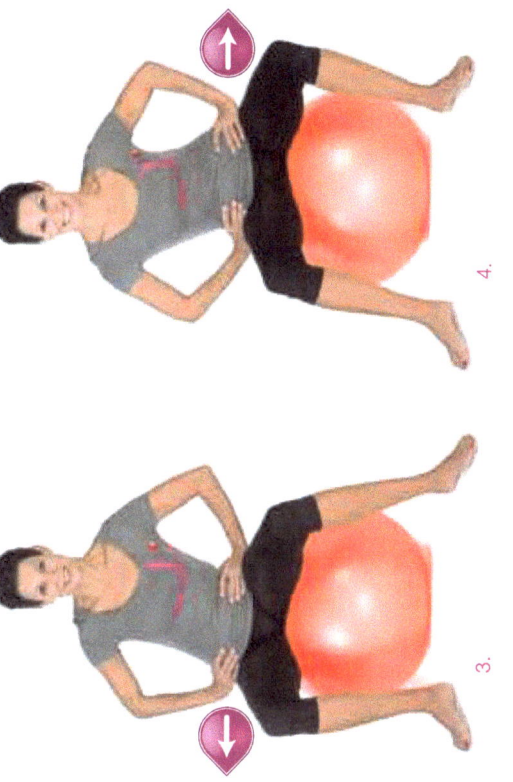

Hilfsmittel: Sitzball

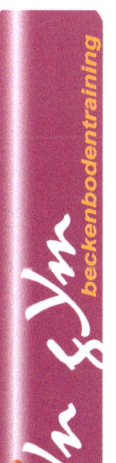

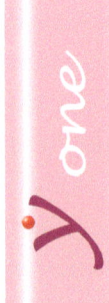

Sitzbeinhöcker Marschieren

Ziel	Körperwahrnehmung und Beckenbodenaktivierung.
Ausgangslage	Sitz
Ausführung	Ziehen Sie die Gesäßmuskulatur nach hinten weg, damit Sie die Sitzbeinhöcker besser spüren. Stellen Sie sich die Sitzbeinhöcker als kleine Beinchen vor, die vor und zurück marschieren. Versuchen Sie den Oberkörper dabei möglichst wenig zu bewegen. Die Beine (Fersen) helfen leicht mit, die Bewegung auszuführen.

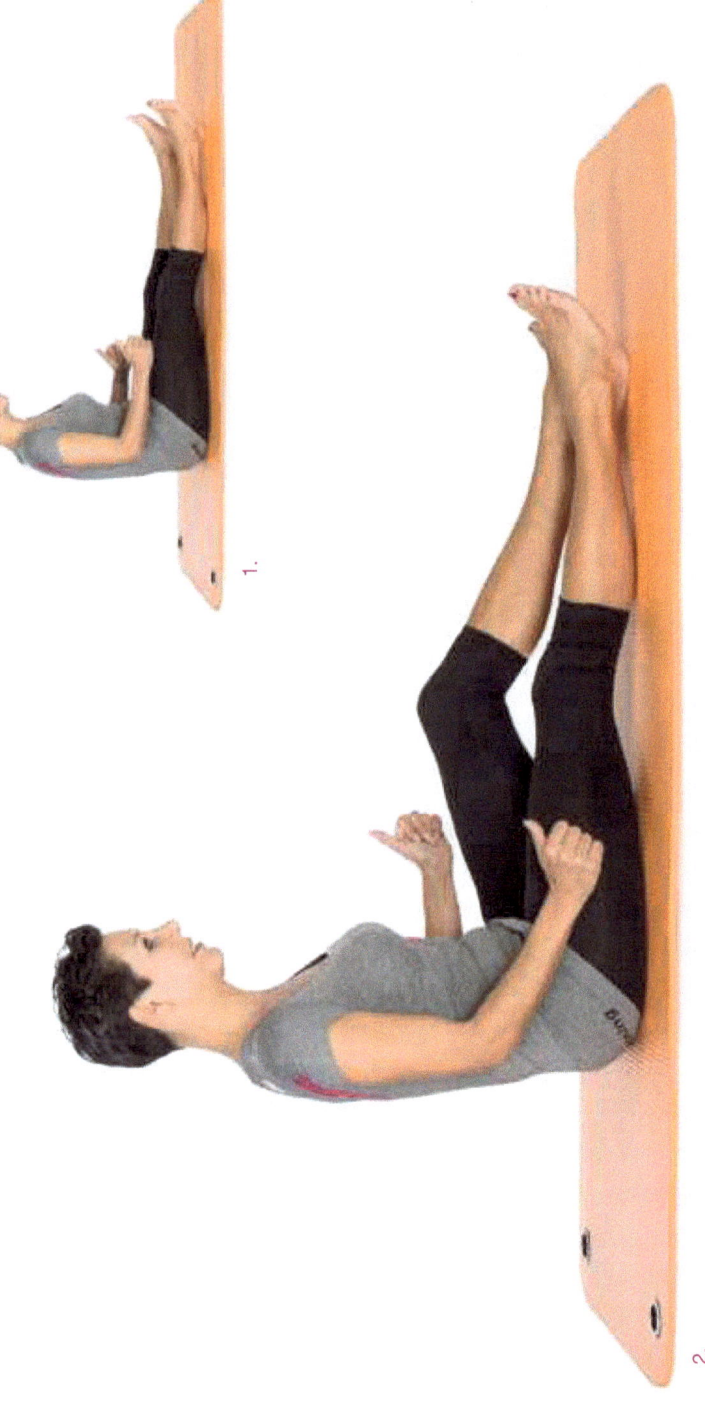

1.

2.

Hilfsmittel:
Matte oder Stuhl

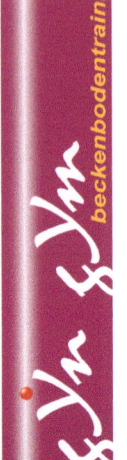

Beckenuhr

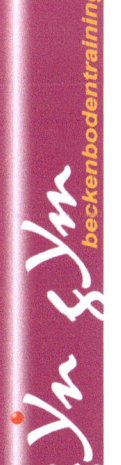

Ziel	Ohne ein dynamisches Becken erreicht man kaum einen aktiven Beckenboden. Bei der folgenden Übung wird die Lendenwirbelsäule angeregt und mobilisiert, die Wahrnehmung geschult und die Körperregion um das Becken bestens durchblutet.
Ausgangslage	Rückenlage, die Beine sind hüftbreit aufgestellt.
Ausführung	Stellen Sie sich Ihr Kreuzbein als Ziffernblatt einer Uhr vor. 12 befindet sich am oberen Rand des Kreuzbeines, 3 beschreibt den rechten Rand des Kreuzbeines, 6 ist am Übergang zum Steißbein und 9 schließlich der linke Rand des Kreuzbeines. Rollen Sie zunächst das Becken von der 6 zur 12. Der Rücken drückt dabei gegen die Unterlage, das Schambein und der Bauchnabel nähern sich an. Anschließend rollen Sie wieder zurück von 12 nach 6 und so fort. Nun drehen Sie Ihr Becken von der 3 zur 9 indem Sie abwechselnd die linke und die rechte Hüfte heben. Dann verbinden Sie beide Übungen und kreisen mit dem Becken in eine Richtung, nach einigen Wiederholungen in die andere.

Achtung: Die Knie bleiben stabil und gehen nicht mit. Die Fußsohlen bleiben auf dem Boden!

Hilfsmittel: Matte

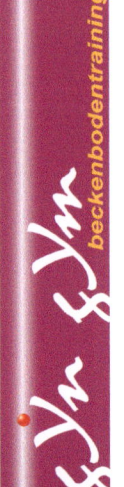

Nussknacker

Ziel
Bei dieser Übung werden der Beckenboden und die Gesäßmuskulatur trainiert.

Ausgangslage
Bauchlage. Die Beine werden abgewinkelt, die Fersen aneinandergedrückt.

Ausführung
1. Aus dieser Position heraus grätschen sie die Beine und atmen ein. Der Beckenboden entspannt sich.
2. Während der Ausatmung schließen sie die Beine und aktivieren ihren Beckenboden.

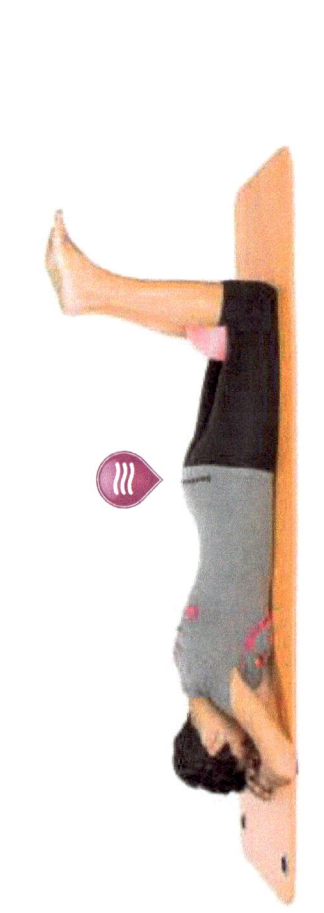

Hilfsmittel: Matte

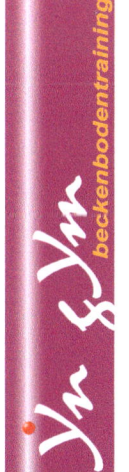

Heuschrecke

Ziel	Kräftigung der Beckenbodenmuskulatur und Körperkontrolle.
Ausgangslage	Bauchlage
Ausführung	Klemmen Sie ein eingerolltes Handtuch oder einen gyngym Ball zwischen Ihren Fersen ein und bewegen Sie so Ihre Unterschenkel Richtung Gesäß. Pressen Sie dabei auch bei angewinkelten Knien die Füße fest aneinander, und spannen Sie den Beckenboden an. Während der gesamten Übung versuchen Sie, Ihre Gesäßmuskulatur so locker wie möglich zu lassen.

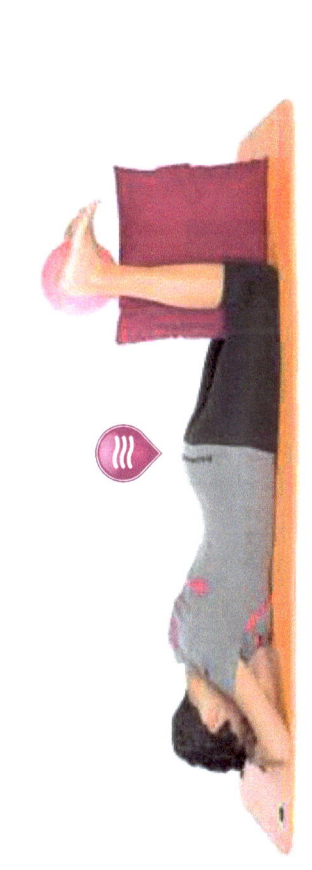

Hilfsmittel: Matte, Handtuch, Beckenbodenball

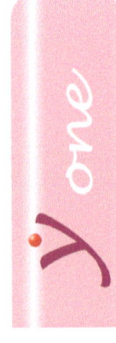

Guten Morgen Übung

Diese Übung ist ideal um schon in der Früh, gleich nach dem Erwachen, den Beckenboden wahrzunehmen und zu aktivieren.

Ziel	Aktivierung und Wahrnehmung des Beckenbodens, Atemschulung.
Ausgangslage	Bauchlage
Ausführung	Lassen Sie die Atmung 5x tief aus- und einströmen. Als nächsten Schritt visualisieren Sie Ihren Beckenboden, der sich während der Ausatmung zwischen den beiden Sitzbeinhöckern und dem Schambein anspannt. Im Gegensatz dazu genießen Sie, wie sich der Beckenboden während der Einatmung erleichtert, erweitert und entspannt. Verstärken Sie die Anspannung, indem Sie während der Ausatmung Ihre Oberschenkel von der Unterlage abheben und mit den Zehen in den Boden drücken. Während der Einatmung legen Sie den ganzen Körper wieder entspannt am Boden ab.

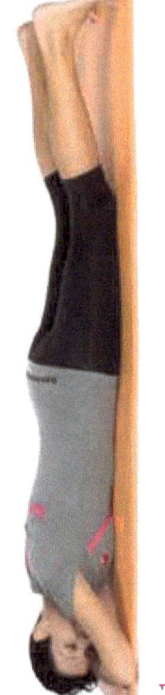

1.

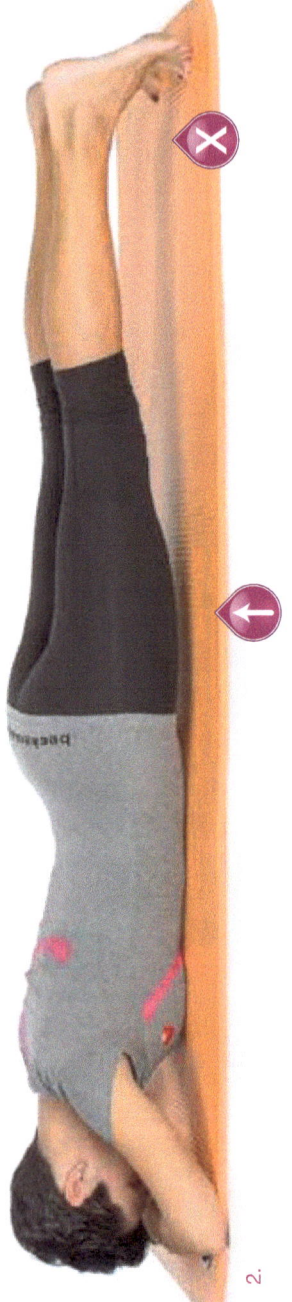

2.

Hilfsmittel:
Matte,
Bett,
Kissen

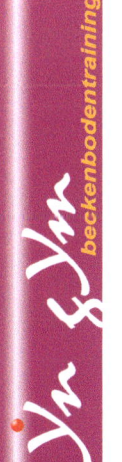

Perlenkette 1-3

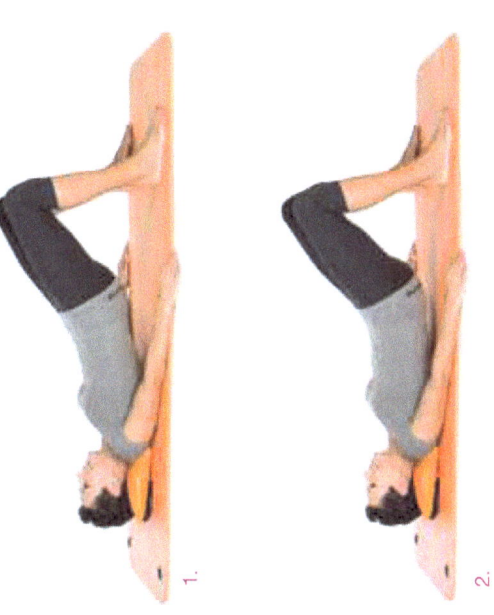

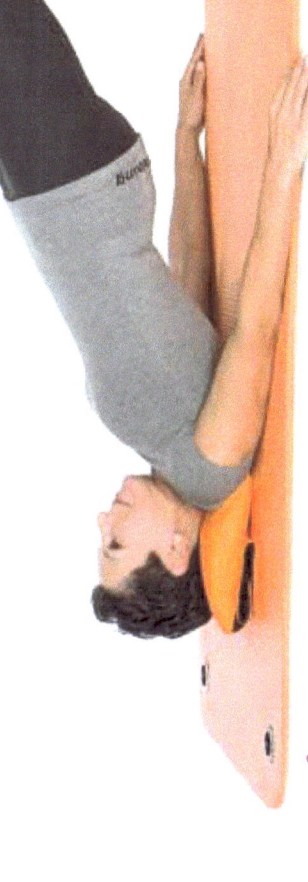

Ziel	Stärkung des Beckenbodens, der Rückenmuskulatur, der Gesäßmuskulatur und der Beinbeugemuskulatur und Mobilisierung der Wirbelsäule.
Ausgangslage	Rückenlage, die Beine sind aufgestellt.
Ausführung	**Schritt 1:** Ziehen Sie Ihr Schambein in Richtung Nabel, sodass Ihr Kreuzbein und Steißbein die Unterlage nicht mehr berühren.
	Schritt 2: Nun heben Sie das Becken vom Boden auf und rollen die Wirbelsäule Wirbel für Wirbel wie eine Perlenkette auf, bis Sie auf Ihren Schultern stehen. Ihr Oberkörper und Ihre Oberschenkel bilden eine Linie.
	Schritt 3: Danach führen Sie dieselbe Bewegung in umgekehrter Reihenfolge durch. Wirbel für Wirbel.
	Schritt 4: Folgt als **y-two** Übung Perlenkette 4-6.

Hilfsmittel:
Matte

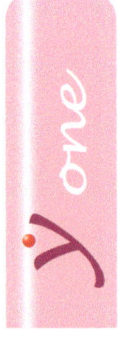

Press & Hold Easy

Ziel	Zielgerichtete Aktivierung des Beckenbodens.
Ausgangslage	Rückenlage.
Ausführung	Die Beine sind vom Boden abgehoben und bilden 2 Mal einen rechten Winkel, nämlich in der Hüfte und im Kniegelenk. Die Knie liegen über der Hüfte und die Unterschenkel sind parallel zum Boden.
	Zwischen den Knien pressen Sie entweder eine Handtuchrolle oder einen Ball ein. Dabei werden die Zehen in Richtung der Schienbeine gezogen.
	Während Sie auf den Ball Druck ausüben, atmen Sie aus und spannen bewusst den Beckenboden an.
	In der Pause lassen Sie wieder locker.

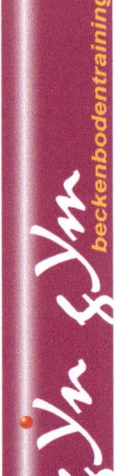

Hilfsmittel:
Matte,
Handtuchrolle,
Beckenbodenball

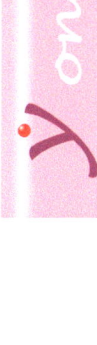

Welle

Ziel
Stimulation und Kräftigung des Beckenbodens, der Bauchmuskulatur und der Rückenmuskulatur.

Ausgangslage
Bankstellung

Ausführung
Richten Sie Wirbel für Wirbel beginnend bei der Lendenwirbelsäule bis zur Brustwirbelsäule auf. Zu Beginn ziehen Sie dabei Ihr Schambein in Richtung Nabel und aktivieren Ihre Beckenbodenmuskulatur. In der Endposition ergibt sich ein ganz runder Rücken. Aktivieren Sie in dieser Position Ihren Beckenboden bewusst. Die Schultern bleiben locker.

Danach gehen Sie über die Mittelposition in eine Position über, in der Sie Ihre Wirbelsäule bodenwärts durchhängen lassen, ähnlich wie der Rücken eines Pferdes. Die Schulterblätter gehen zueinander. Die Beckenbodenmuskulatur sollen Sie hierbei bewusst entspannen und fest ausatmen. Relax.

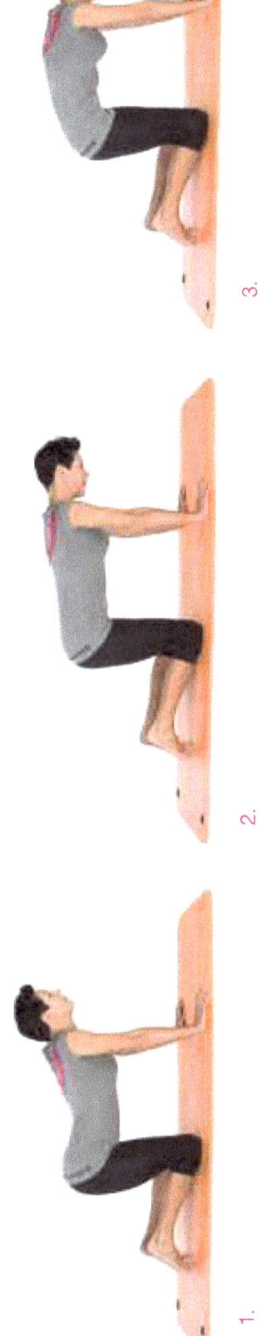

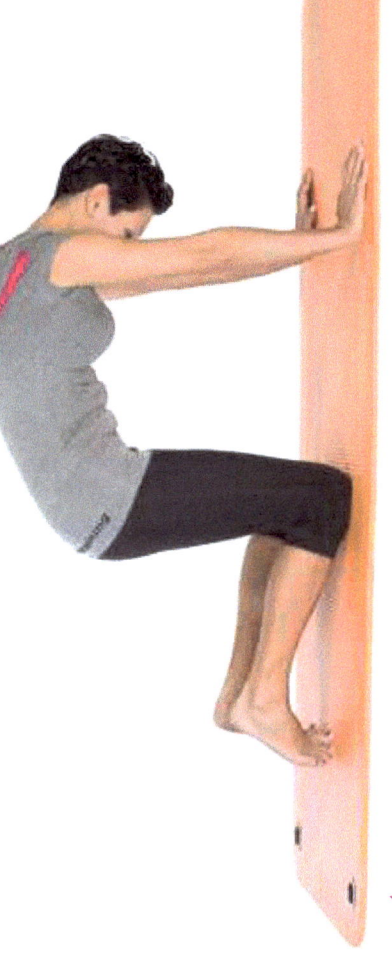

Hilfsmittel:
Matte

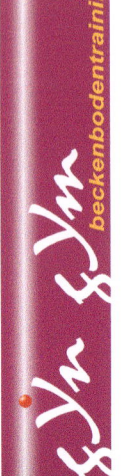

Knielift

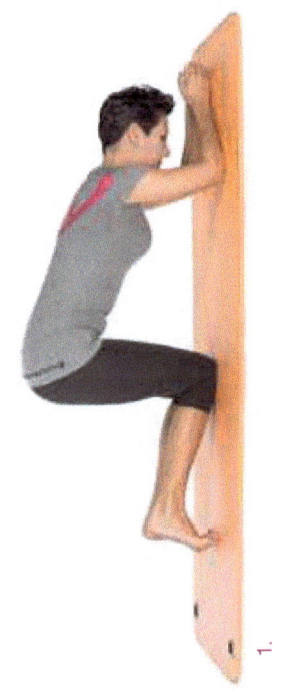

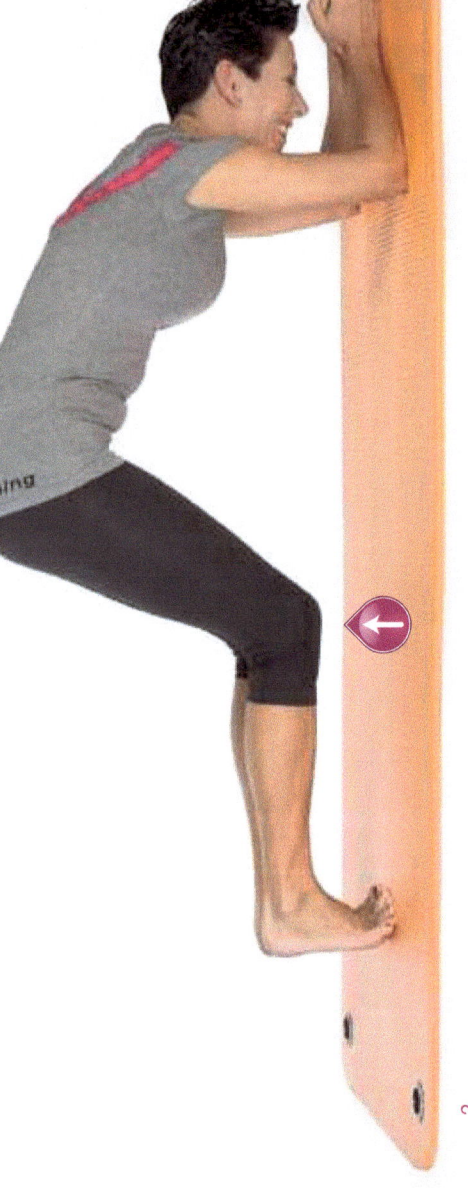

Ziel	Training des Beckenbodens, sowie der Schultermuskulatur und oberer Rumpfmuskulatur.
Ausgangslage	Bankstellung
Ausführung	Aus der Bankstellung werden die Knie 1 – 2 cm vom Boden angehoben. Es ist wichtig, dass Sie die Zehen dabei aufstellen. Der Beckenboden springt förmlich automatisch an. Rollen Sie zusätzlich das Becken ein, indem Sie das Schambein in Richtung Nabel ziehen.

Hilfsmittel:
Matte

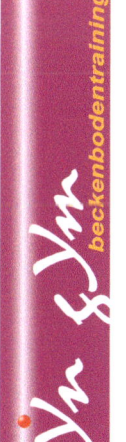

Schispringer

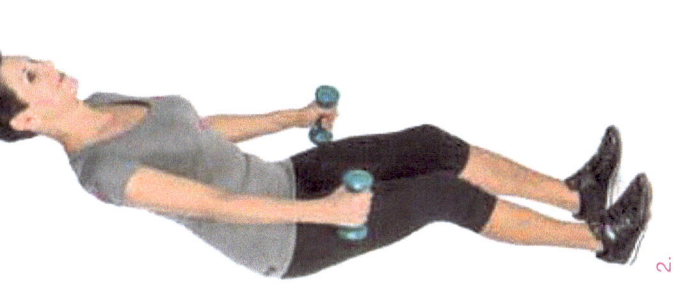

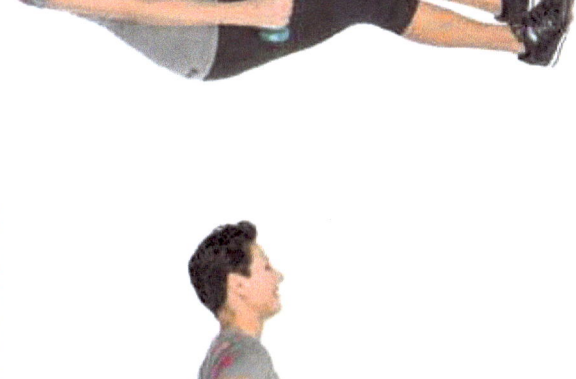

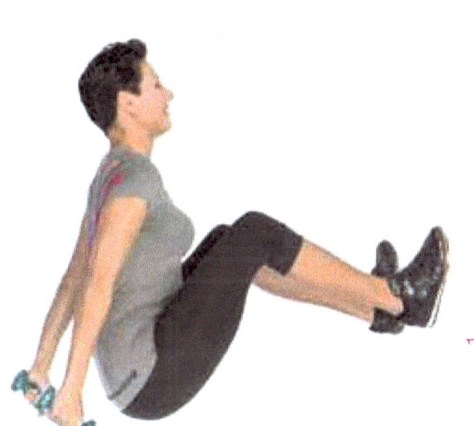

Ziel	Training der Beinmuskulatur, der Armmuskulatur und des Beckenbodens.
Ausgangslage	Beginnen Sie diese Übung in der Position eines Skispringers in der Anfahrtshocke. Der Oberkörper ist weit nach vorne verlagert und die Füße zusätzlich leicht nach außen rotiert.
Ausführung	Je nach Belieben können Sie Gewichte, wie etwa 2 Gymnastikbälle, als Schwungmassen in die Hände nehmen. In der Ausgangshaltung wird der Beckenboden stark gedehnt, unterstützt von der folgenden schwunghaften Bewegung. Während der Übung werden die Knie gestreckt, der Oberkörper aufgerichtet und die „Gewichte" schwingen nach vorne. In dem Moment, in dem abgebremst wird, spannen Sie Ihren Beckenboden kräftig für etwa 3 Sekunden an.

Hilfsmittel:
Matte,
2 Gewichte

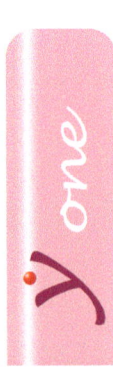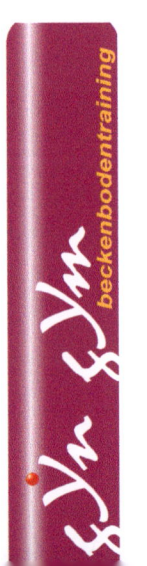

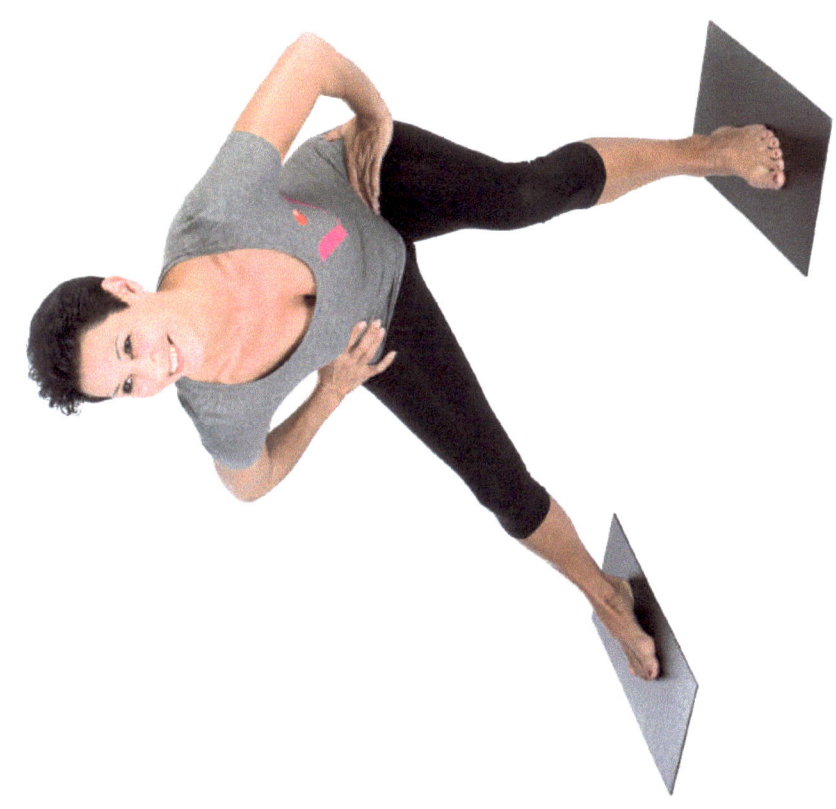
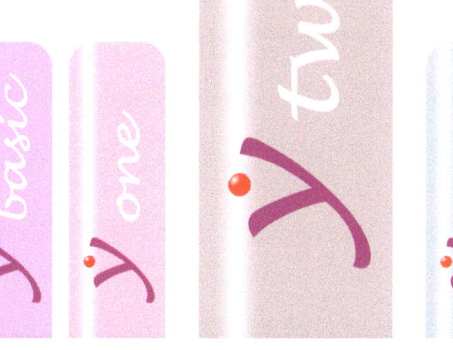
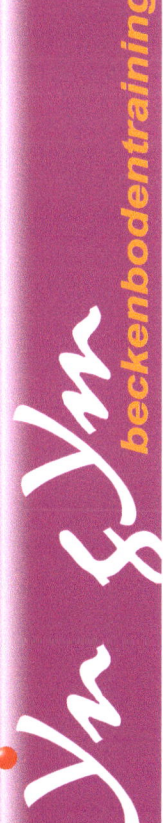

Überblick

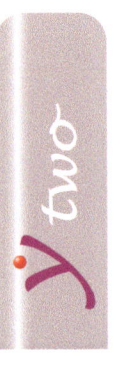

Inhalt - two

	Seite
Eisläuferin	4
Reiter	5
Innerer Spiegel	6
Hulahula	7
Press & Hold	8
Käfer	9
Perlenkette 4-5	10
Schlange	11
Bebo Crunch	12
Flying legs	13
Knielift erweitert	14
Ziffernblatt fortgeschritten	15
Backpulls	16
Sling Scheren	17

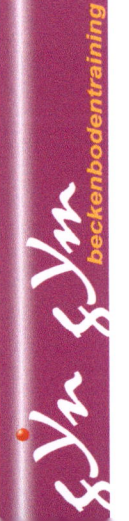

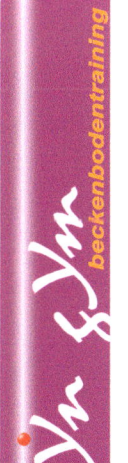

Eisläuferin

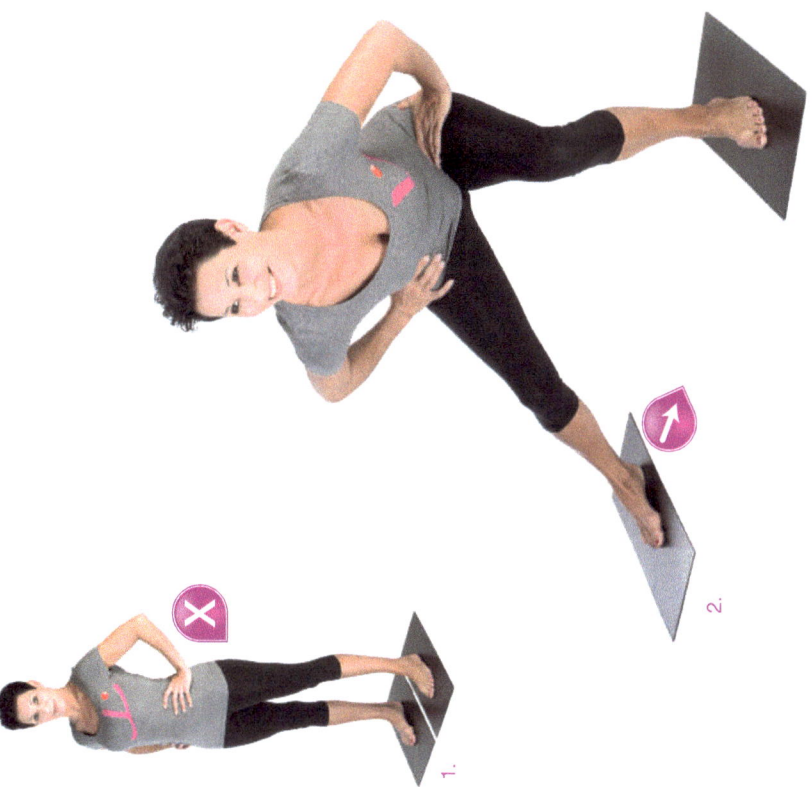

Ziel	Bei dieser Übung wird ihr Beckenboden zielgerichtet aktiviert, und die Bein- und Gesäßmuskulatur wird mittrainiert.
Ausgangslage	Stand
Ausführung	Beginnen sie die Übung indem Sie ein Bein zu ihrem Standbein machen. Das andere Bein lassen Sie gestreckt in die Grätschposition gleiten. Währenddessen beugen Sie das Kniegelenk des Standbeines. Nun ziehen Sie das gegrätschte Bein wieder zum Körper, und strecken das Standbein im Kniegelenk. Dabei spannen Sie ihren Beckenboden und die Gesäßmuskulatur an und ziehen mit fester Bauchspannung das gestreckte Bein wieder zum Standbein zurück. In weiterer Folge machen Sie dieselben Wiederholungen auf der anderen Seite.

Hilfsmittel: Slides, Teppichfliesen

Reiter

Ziel
Bei dieser Übung wird Ihr Beckenboden nicht nur trainiert sondern auch regelrecht massiert. Auch die kleinen Muskeln an der Wirbelsäule werden durch diese Übung besser durchblutet. Für diese Übung ist ein Vortraining Ihrer Beckenbodenmuskulatur nötig, da durch die Hoch-Tiefbewegungen bei gleichzeitiger Anund Entspannung doch ein erheblicher Druck auf den Beckenboden ausgeübt wird. Auch die Beinmuskulatur wird mittrainiert.

Ausgangslage
Sitz

Ausführung
Beginnen Sie mit leichten Bewegungen ihres 8-er Muskels. Spannen Sie zunächst den Afterschließmuskel an und verlagern dabei auch Ihr Gewicht dorthin, indem Sie auf dem Ball zurückrollen. Anschließend rollen Sie nach hinten, verlagern das Gewicht auf die Scheide und zwinkern mit den Schamlippen. Nach einer kurzen Pause „reiten" Sie nun auf dem Ball. Durch ein kurzes, impulsartiges Anspannen der Beckenbodenmuskulatur heben Sie sich vom Sitzball ab. In der Entspannungsphase lösen Sie die Muskelanspannung und setzen sich wieder nieder. Diesen Zyklus kann man beliebig oft wiederholen. Da diese Übung aber hohe Konzentration und Aufmerksamkeit erfordert, empfehle ich Ihnen mit 5-10 Wiederholungen zu beginnen.
Diese Übung lässt sich auch variieren, indem der Rhythmus und das Tempo geändert werden (z.B.: kurz kurz lang) Beginnen Sie mit kurzer Anspannung und langer Entspannung.

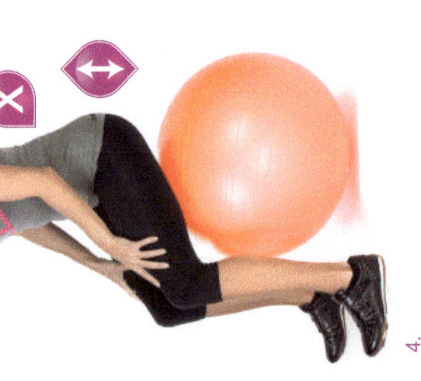

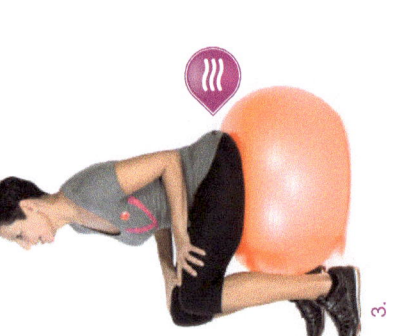

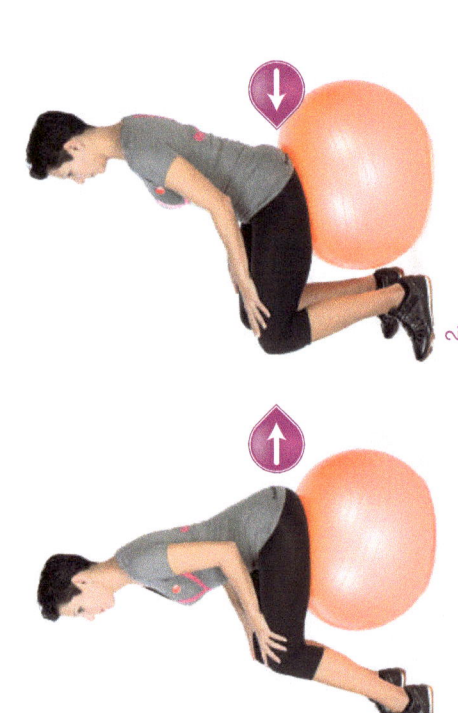

Hilfsmittel:
Sitzball

Innerer Spiegel

Ziel
Bei dieser Übung wird der Beckenboden sehr zielgerichtet aktiviert und der gesamte Beckenbereich mobilisiert. Außerdem fördert diese Übung die Konzentrationsfähigkeit

Ausgangslage
Sitz mit gegrätschten Beinen am Sitzball und dem Gesicht zu einer Wand. Ihre Knieinnenseiten und die Großzehen berühren die Wand. Ihre Hände legen Sie so an Ihre Hüften an, dass Sie die kommende Rollbewegung gut mit vollziehen können.

Ausführung
Bei gleichzeitiger Ausatmung rollen Sie über die Sitzbeinhöcker und das Steißbein den Ball in Richtung Wand wobei der Druckkontakt Ihrer Knie und der Zehen immer konstant bleibt. Kopf und obere Wirbelsäule bleiben in Ruhepositionen nur die Lendenwirbelsäule bewegt sich.
Visualisieren Sie nun ihren 8er Muskel und atmen Sie weiter aus, soweit bis reflektorisch, also von selbst ein Umkehrpunkt kommt. Nun atmen Sie wieder ein und lassen das Becken wieder kontrolliert in die Ausgangsposition zurückrollen und entspannen für einen Moment.

Hilfsmittel:
Sitzball

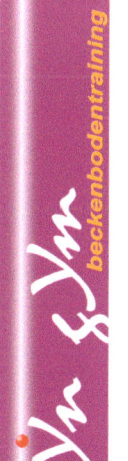

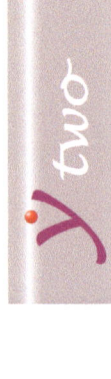

Hulahula

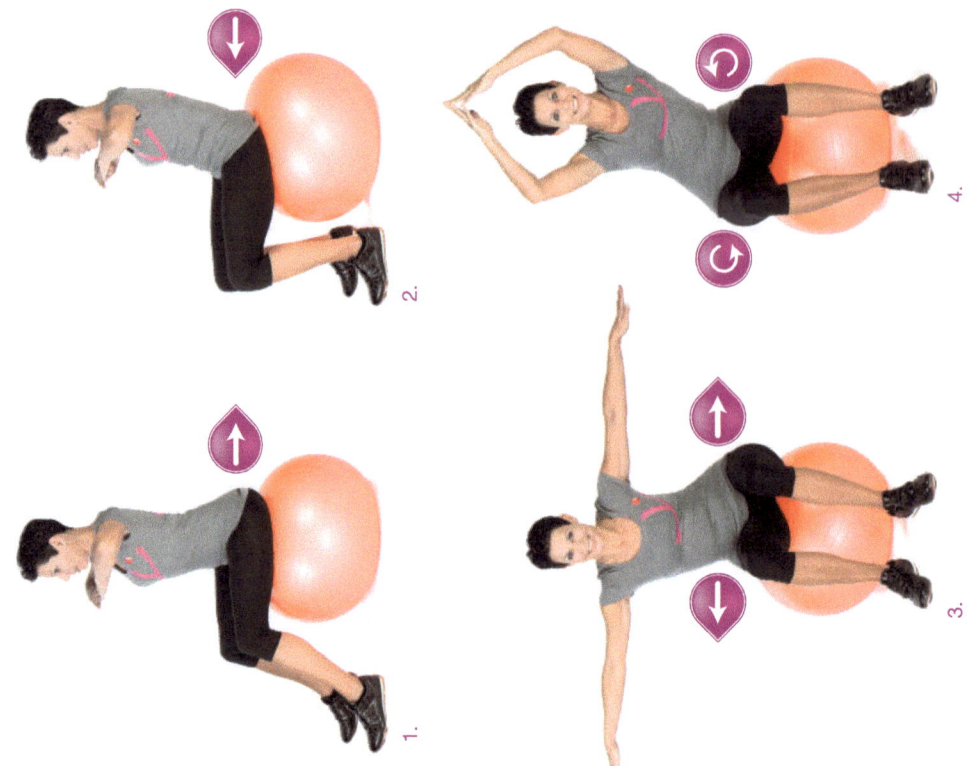

Ziel	Die Übung dient dazu, das Becken zu lockern und die Gelenke im Beckenbereich sowie der Wirbelsäule zu mobilisieren. Mit Konzentration sollen die folgenden Bewegungen mit der Beckenbodenmuskulatur ausgeführt werden. Die Übung dient der Koordinationsfähigkeit und führt zu einer verbesserten „Körperbeherrschung".
Ausgangslage	Sitz, die Hände liegen verschränkt am Brustkorb
Ausführung	**Teil1:** Ihre Sitzbeinhöcker und Ihr Steißbein rollen den Ball von der Ausgangsposition (=Mittelposition) nach vorne, wieder zur Mitte und zurück, wieder zur Mitte und so fort. Der Kopf bleibt unbewegt so als ob Sie einen Gegenstand auf ihm balancieren wollten. Die Bewegung kommt aus der Lendenwirbelsäule.
	Teil 2: Danach halten Sie die Arme an der Seite in Schulterhöhe empor, versuchen dabei die Schultern tief zu halten und die Schulterblätter aneinander zu führen. Dadurch stärken Sie gleichzeitig die Muskulatur im oberen Rücken. Bewegen Sie ihr Becken von links nach rechts über die Sitzbeinhöcker hinweg. Achten Sie darauf, dass Ihre Knie in der selben Position bleiben.
	Teil 3: Wenn Sie nun die beiden vorangegangenen Ausführungen kombinieren, nehmen Sie beide Arme über den Kopf und schließen die Handinnenflächen. In kreisenden Bewegungen führen Sie ihr Becken durch die Anspannung der Beckenbodenmuskulatur. Die Größe des Kreises und die Bewegungsrichtung können Sie nach Belieben ändern. Sinnvoll ist es mit kleinen Kreisbewegungen zu beginnen, die allmählich größer werden. Beachten Sie Ihre Wirbelsäule: bleibt sie noch gerade? Wie steht es mit der Haltung Ihres Kopfes: könnten Sie noch ein Gefäß darauf balancieren? Probieren Sie es einfach aus!

Hilfsmittel: Sitzball

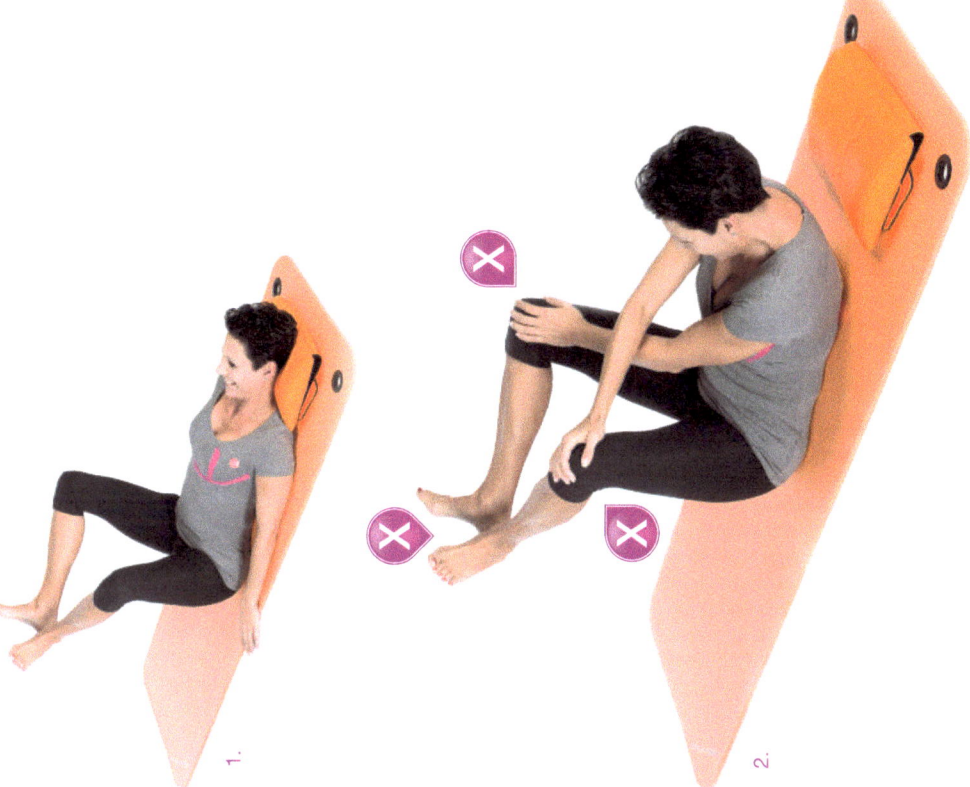

Press & Hold

Ziel	Bei dieser Übung wird der Beckenboden sehr zielgerichtet aktiviert.
Ausgangslage	Rückenlage. Die Beine sind vom Boden abgehoben und bilden einen rechten Winkel in der Hüfte und im Kniegelenk. Die Fersen berühren einander und die Knie werden außenrotiert.
Ausführung	Während der Ausatmung spannen Sie fest die Beckenbodenmuskulatur an und drücken gleichzeitig mit der linken Hand an die Innenseite des rechten Knies und mit der rechten Hand an die Innenseite des linken Knies. Sie können dabei Ihren Oberkörper leicht vom Boden abheben. Als nächste Übung drücken Sie ihre Fersen fest aneinander. Während der Ausatmung spannen Sie fest die Beckenbodenmuskulatur an. Die Übungen werden anfangs 10 Mal wiederholt wobei die Kontraktionszeit etwa 5 Sekunden lang dauert und die Entspannungsphase ebenfalls 5 Sekunden lange dauert. Mit zunehmendem Training werden sowohl die Anzahl der Wiederholungen als auch die Dauer der Kontraktionen erweitert.

Hilfsmittel: Matte

Käfer

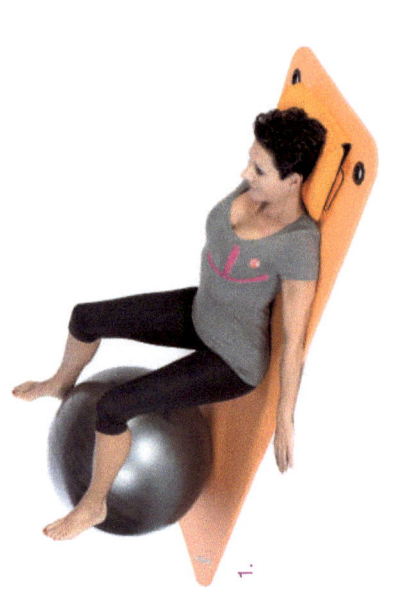

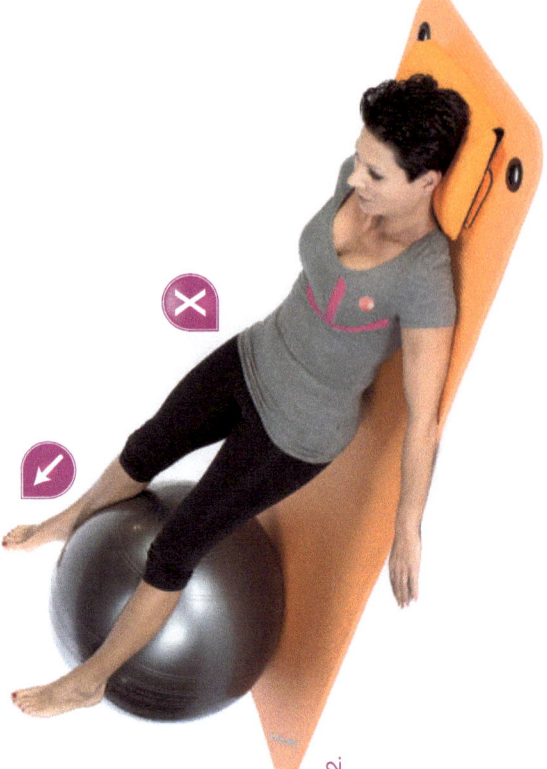

Ziel	Bei dieser Übung werden viele rumpfstabilisierende Muskeln aktiviert und gemeinsam mit dem Beckenboden trainiert. Speziell die untere Bauchmuskulatur erfährt bei dieser Übung gemeinsam mit dem Beckenboden ein gutes Training.
Ausgangslage	Rückenlage. Die Fersen liegen im äußeren Drittel am Sitzball auf. Das Hüftgelenk und das Kniegelenk halten Sie in etwa im rechten Winkel. Die Beine sind leicht außenrotiert. Sie spüren wie Ihr Kreuzbein fest am Boden liegt.
Ausführung	Aus dieser Position schieben Sie die Fersen mit gleichzeitiger Ausatmung von Ihrem Körper, mit der Kraft ihres Beckenbodens weg. Dabei heben Sie auch Ihr Kreuzbein leicht vom Boden ab und aktivieren Ihre Bauchmuskeln. Die Fersen drücken leicht gegen den Ball. In der Rückbewegung atmen Sie tief ein, legen Ihr Kreuzbein wieder satt am Boden ab und entspannen für einen kurzen Moment. Abhängig vom Trainingszustand beginnen Sie diese Übung mit kleinem Bewegungsumfang, der mit zunehmenden Können gesteigert wird.

Hilfsmittel: Sitzball, Matte

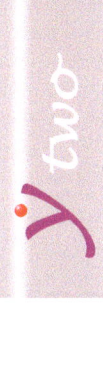

Perlenkette 4-5

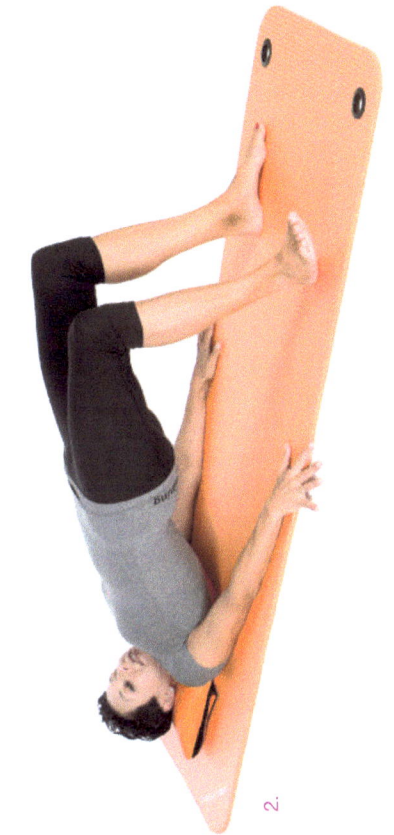

1.

2.

Ziel	Die Übung baut auf den Yone Übungen „Perlenkette 1-3" auf. Indem Sie Ihren gesamten Rumpf selbst intensiv stabilisieren müssen, tun Sie bei dieser Übung viel für das koordinative, intramuskuläre Zusammenspiel. Ihre Gelenke profitieren davon in hohem Maß.
Ausgangslage	Schulterstand
Ausführung	Pressen Sie eine Ferse fest gegen den Boden und aktivieren Sie gleichzeitig Ihren Beckenboden. Im Anschluss machen Sie dasselbe mit der anderen Ferse. Achten Sie dabei darauf, dass Ihr Becken nicht absinkt. In der schwierigsten Version drücken Sie eine Ferse in die Unterlage und heben gleichzeitig das andere Bein vom Boden ab. Das kann man noch steigern, indem das Bein gestreckt abgehoben wird. Vergessen Sie aber nicht dabei Ihren Beckenboden bewusst anzuspannen. Er soll den Hauptanteil der Arbeit übernehmen.

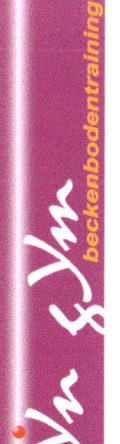

Hilfsmittel:
Matte

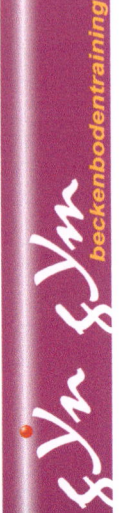

Schlange

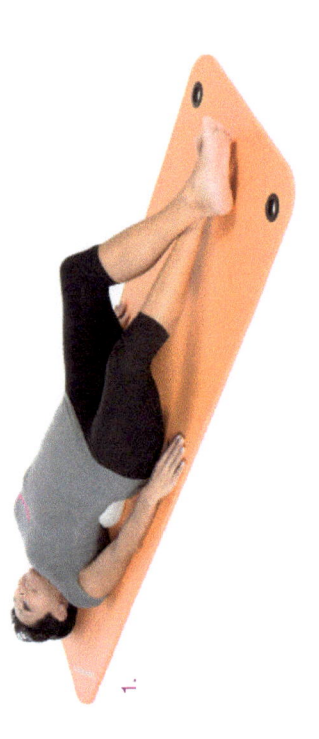
1.

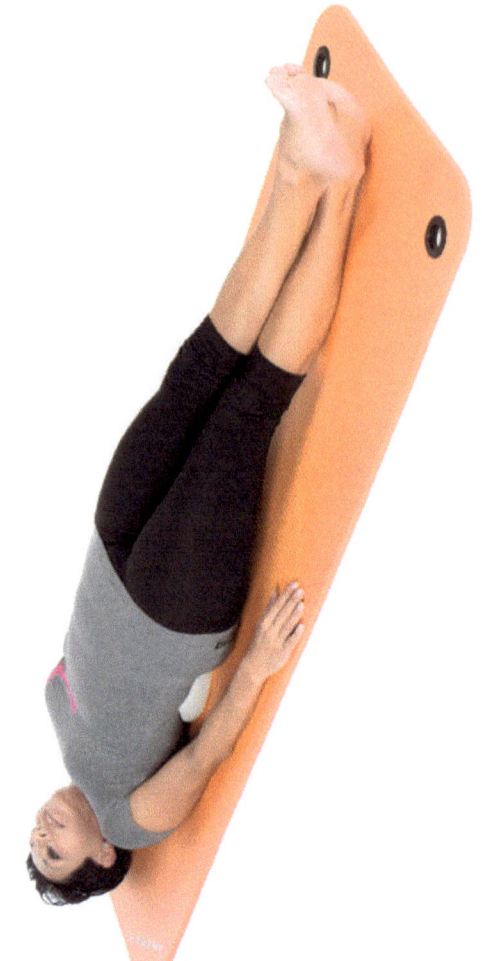
2.

Ziel	Bei dieser Übung werden der Beckenboden und die Bauchmuskulatur trainiert.
Ausgangslage	Rückenlage. Die Beine sind gestreckt und überkreuzt. Legen Sie einen Beckenbodenball unter ihren Rücken
Ausführung	Einatmend gehen Sie etwas ins Hohlkreuz. Ausatmend drücken Sie Ihr Kreuzbein gegen den Ball. Dabei spannen Sie Ihren Beckenboden an und drücken die beiden Außenseiten Ihrer Füße fest aneinander.

Hilfsmittel:
Matte

Bebo Crunch

Ziel
Bei dieser Übung werden viele rumpfstabilisierende Muskeln aktiviert, insbesondere die Bauchmuskulatur. Der Beckenboden muss bewusst aktiviert werden.

Ausgangslage
Rückenlage. Der rechte Arm liegt unter dem Kopf und unterstützt diesen während der Übung.

Das rechte Bein ist angewinkelt in der Luft. Das Knie befindet sich genau über der Hüfte und im Kniegelenk haben Sie einen Winkel von 90°. Das linke Bein liegt am Boden. Der linke Arm wird zur Deck ausgestreckt.

Ausführung
Ausatmend ziehen Sie aus dieser Grundposition mit dem linken Arm aussen am rechten Bein vorbei.

Danach gehen Sie wieder zurück ohne jedoch den Oberkörper wieder ganz< am Boden abzulegen.

Anschließend führen Sie dieselbe Übung spiegelverkehrt durch.

Hilfsmittel:
Matte

Flying Legs

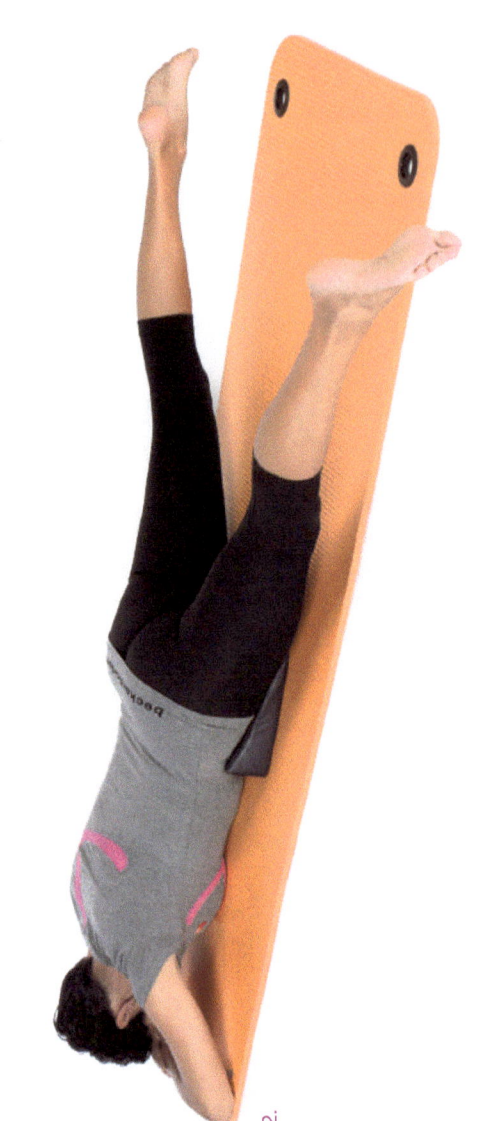

Ziel	Bei dieser Übung werden der Beckenboden und die Gesäßmuskulatur trainiert.
Ausgangslage	Bauchlage.
Ausführung	Die Beine werden lang gezogen dabei aber nicht hochgehoben. Sie dürfen dabei nicht in eine Hohlkreuzposition kommen! Das Schambein wird in den Keil (in die Matte) gedrückt. Ziehen Sie den Bauchnabel nach innen, als hätten Sie ein rohes Ei darunter liegen, das nicht zerbrechen darf. Aus dieser Position heraus grätschen Sie die Beine und atmen ein. Während der Ausatmung schließen Sie die Beine und aktivieren Ihren Beckenboden

Hilfsmittel:
Matte,
Keilpolster

Knielift erweitert

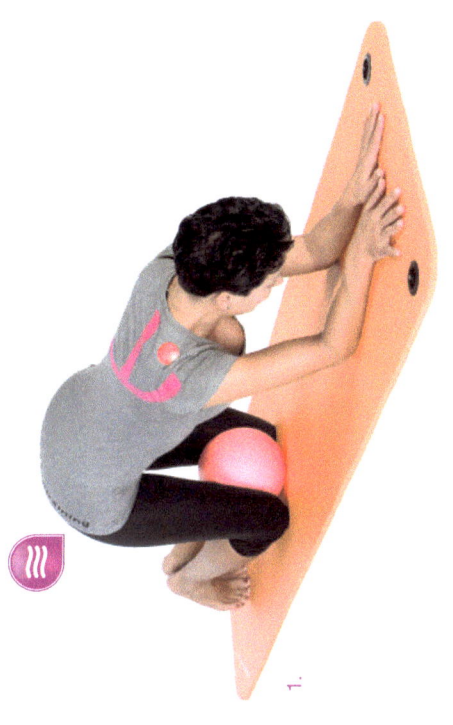

1.

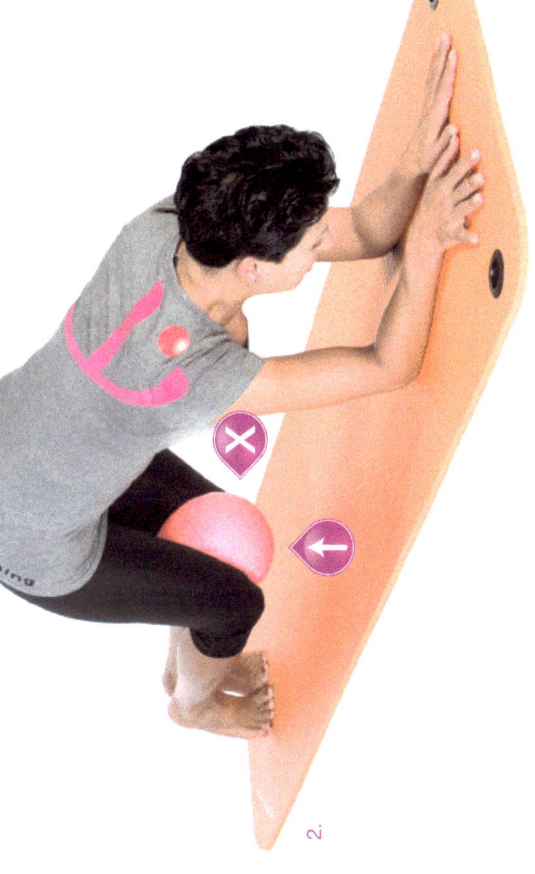

2.

Ziel	Beim Knielift wird nicht nur der Beckenboden hervorragend trainiert. Auch die Schultermuskulatur wird gekräftigt. Intramuskuläres Zusammenspiel ist erforderlich.
Ausgangslage	Sphinxstellung, die Unterarme liegen auf Luftkissen auf.
Ausführung	Die Knie werden 1 - 2 cm vom Boden angehoben, wobei es günstig ist wenn Sie die Zehen dabei aufstellen. Eine Handtuchrolle oder ein Ball wird zwischen den Knien eingeklemmt. Mit der Ausatmung drücken Sie sanft die Knie in den Ball / die Handtuchrolle und spannen gezielt den Beckenboden an. Achten Sie darauf, dass Ihre Schultern möglichst locker bleiben

Hilfsmittel:
Matte,
2 Luftkissen

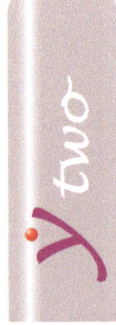

Ziffernblatt fortgeschritten

Ziel	Diese Übung ist die Fortsetzung des „Ziffernblatts" aus **y-one**. Die erweiterte Ausführung bedarf einiger Erfahrung und Konzentration.
Ausgangslage	Rückenlage auf einem Beckenbodenball oder Luftkissen, die Beine sind hüftbreit aufgestellt.
Ausführung	Das Kreuzbein stellen wir uns nun als Ziffernblatt einer Uhr vor. 12 befindet sich am oberen Rand des Kreuzbeines, 3 beschreibt den rechten Rand des Kreuzbeines, 6 ist am Übergang zum Steißbein und 9 schließlich der linke Rand des Kreuzbeines.
	Als Vorübungen kippen Sie das Becken von der 6 zur 12 und drehen Sie das Becken von der 3 zu 9 wie in y-one beschrieben. Die Knieposition bleibt dabei unverändert.
	Abschließend kreisen Sie das Becken im Uhrzeigersinn von 6-9-12-3. Danach wechseln Sie den Uhrzeigersinn.

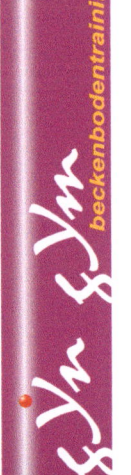

Hilfsmittel:
Matte

Backpulls

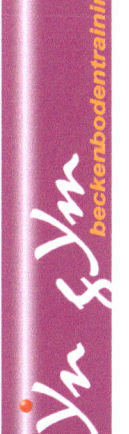

Ziel
Die hintere Oberschenkelmuskulatur, welche für die Beckenaufrichtung verantwortlich ist, wird bei dieser Übung genauso trainiert wie die rumpfstabilisierenden Muskeln und die Gesäßmuskulatur.

Ausgangslage
Schulterstand, die Schulterblätter liegen am Boden auf. Die Füße bzw. Unterschenkel (leichter) sind im Sling eingehängt. Der Körper ist gänzlich angespannt, die Arme liegen neben dem Körper mit den Handflächen zum Boden. Die Übung kann mit fast geschlossenen bis gegrätschten Beinen ausgeführt werden. Für das Beckenbodentraining empfiehlt sich die zweite Variante mit gegrätschten Beinen.

Ausführung
Beugen Sie in Ihre Kniegelenke und führen Sie Ihre Fersen in Richtung Gesäß.
Im Anschluss daran strecken Sie wieder Ihre Beine und kommen in die Ausgangsposition zurück.

Hilfsmittel: Sling

Sling Scheren

Ziel	Mit den Slingscheren werden in erster Linie der Beckenboden und die hintere Oberschenkelmuskulatur trainiert, welche für die Beckenaufrichtung verantwortlich ist. Außerdem werden die Abduktoren, Adduktoren sowie die Rumpf stabilisierenden Muskeln gestärkt.
Ausgangslage	Schulterstand, die Schulterblätter liegen am Boden auf. Die Beine Schulterstand, die Schulterblätter liegen am Boden auf. Die Beine bzw. Unterschenkel (leichter) sind im Sling eingehängt. Der Körper ist gänzlich angespannt, die Arme liegen neben dem Körper mit den Handflächen zum Boden.
Ausführung	Ausatmend ziehen Sie die Beine zusammen, drücken die Fersen fest aneinander und heben das Becken deutlich an. Ausatmend grätschen Sie die Beine, spüren wie sich Ihr Beckenboden dehnt und senken im Hüftbereich leicht ab, ohne aber den Boden zu berühren.

Hilfsmittel:
Sling

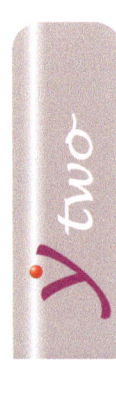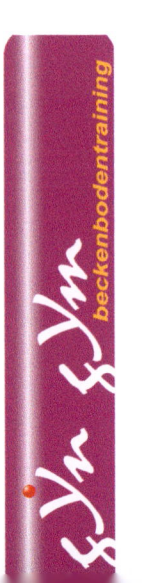

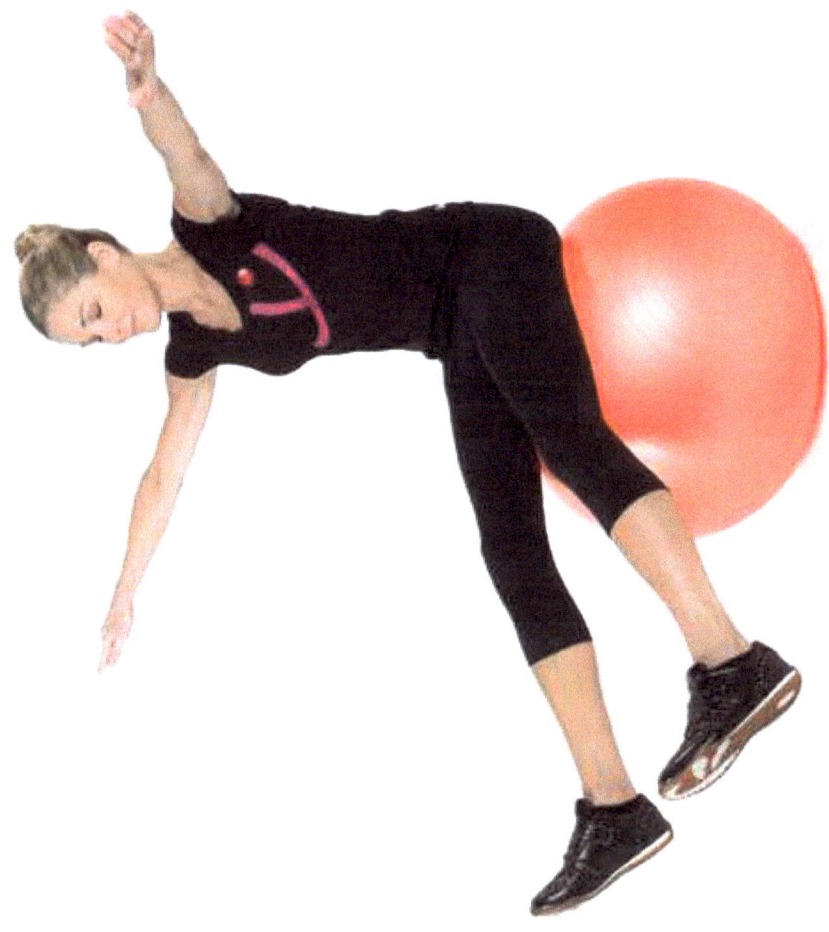
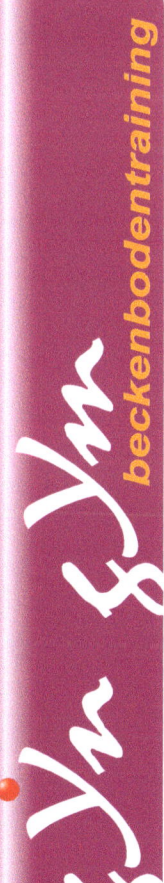
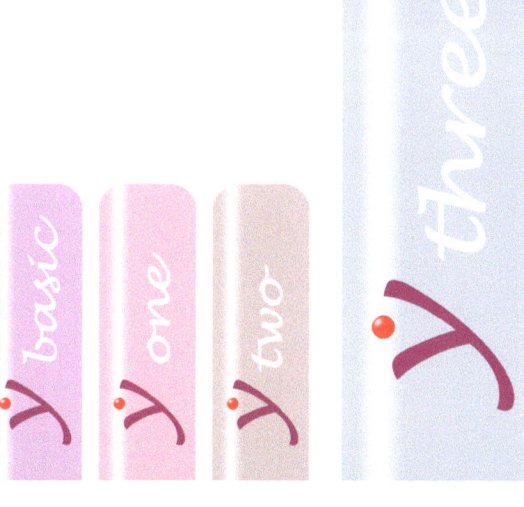

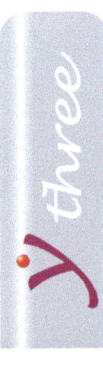

Inhalt - two

	Seite
Press & Hold Extended	3
Raupe	4
Rollover	5
Ruhende Königin	6
gg Hürdenläufer	7
Sliding Grätsche	8
Sling Beckenschaukel	9
Stütz Crunchesa	10
Flyer	11

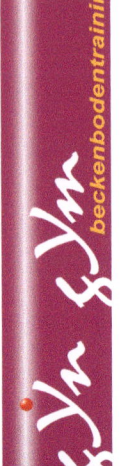

Der **y-three** Kurs ist für Fortgeschrittene gedacht, die bereits Vorkenntnisse aus den vorangegangenen Kursen Y basic bis Y two mitbringen.

Der Kurs richtet sich an gut trainierte, sportliche Personen.

Einige **y-three** Übungen werden an und mit Geräten ausgeführt, welche Kraft, Ausdauer und Koordination entwickeln und Abwechslung in den Trainingsalltag bringen.

Die Übungen in diesem Kurs werden häufig in Form von Bewegungsketten durchgeführt. Das heißt verschiedene Bewegungsabläufe greifen ineinander und verschmelzen.

Die Übungen stärken die agonistische Muskulatur des Beckenbodens: Bauch-, Gesäß-, und Rückenmuskulatur.

Press & Hold Extended

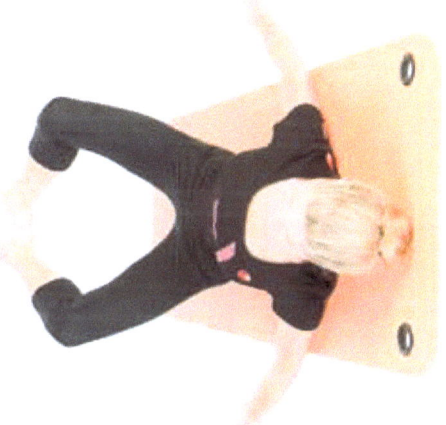

Ziel	Bei dieser Übung wird der Beckenboden sehr zielgerichtet aktiviert. Zusätzlich trainiert diese Übung die Bauchmuskulatur und sie fördert die Koordination.
Ausgangslage	Rückenlage. Die Beine sind vom Boden abgehoben und bilden zwei Mal einen rechten Winkel, nämlich in der Hüfte und im Kniegelenk. Die Fersen berühren einander und die Knie werden außenrotiert.
Ausführung	Während der Ausatmung drücken Sie mit der linken Hand an die Innenseite des rechten Knies und mit der rechten Hand an die Innenseite den linken Knies. Dabei atmen Sie aus und spannen ihre Beckenbodenmuskulatur fest an.

Hilfsmittel:
Matte

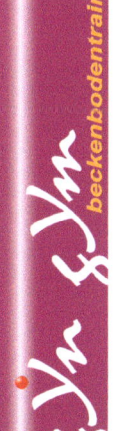

Raupe

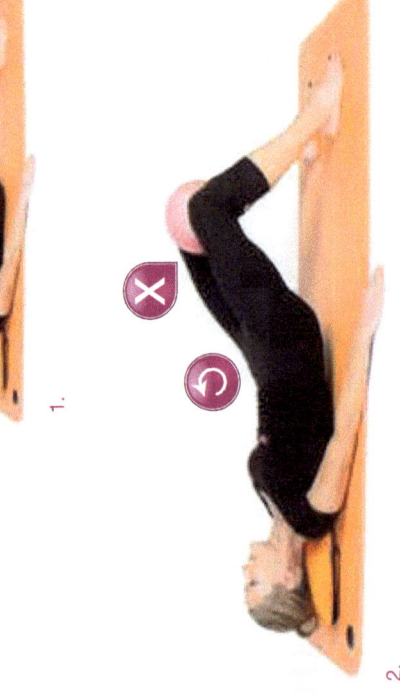

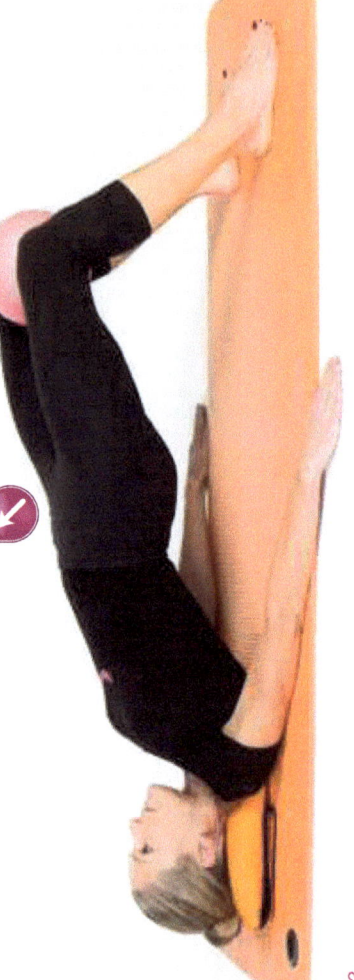

Ziel	Beckenmobilisation, Körperkontrolle, Adduktorentraining, Beckenbodentraining.
Ausgangslage	Rückenlage, die Beine sind aufgestellt. Zwischen Ihren Knien positionieren Sie einen Beckenbodenball.
Ausführung	Drücken Sie zunächst ihren Rücken im Bereich der Lendenwirbelsäule gegen die Unterlage. Danach rollen Sie die Wirbelsäule beginnend beim Steißbein über die Lendenwirbelsäule bis zur Brustwirbelsäule und Halswirbelsäule langsam auf. Abschließend rollen Sie die Wirbelsäule in umgekehrter Reihenfolge wieder ab bis sie in die Ausgangsposition zurückkehren. Im Verlauf der ganzen Übung spannen Sie den Beckenboden bewusst und konzentriert an.triert an.

Hilfsmittel:
Matte,
Beckenbodenball

Roll over

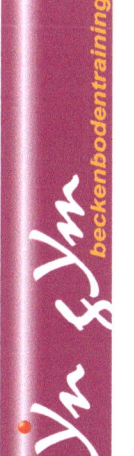

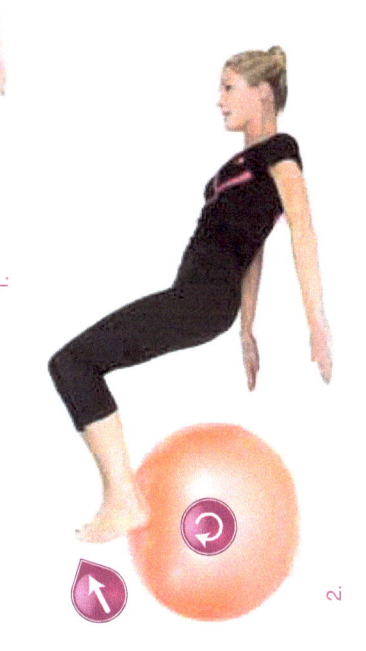

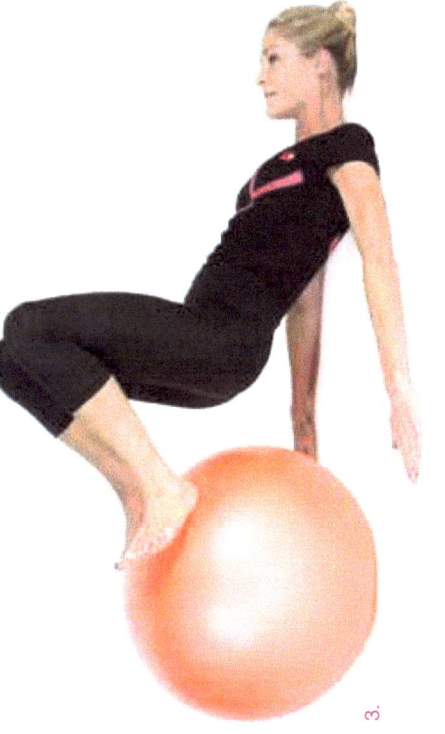

Ziel	Kräftigung der Beckenbodenmuskulatur und ischiocruralen Muskulatur. Verbesserung der allgemeinen Körperspannung.
Ausgangslage	Rückenlage. Ihre Unterschenkel liegen auf dem Sitzball.
Ausführung	Heben Sie ihr Becken an und stabilisieren Sie ihren Körper mit den seitlich aufliegenden Armen. Ihr Körper bildet eine Gerade. Halten Sie Ihre Körperspannung. Nun rollen Sie den Ball mit den Füßen zu Ihrem Gesäß, indem Sie in Knie und Hüfte beugen. Ihr Gesäß soll dabei nicht den Boden berühren. Führen Sie danach die selbe Übung durch, rotieren Ihre Beine aber nach außen. Dadurch wird es ihnen gelingen, Ihren Beckenboden noch besser zu kontrollieren.

Hilfsmittel: Sitzball

Ruhende Königin

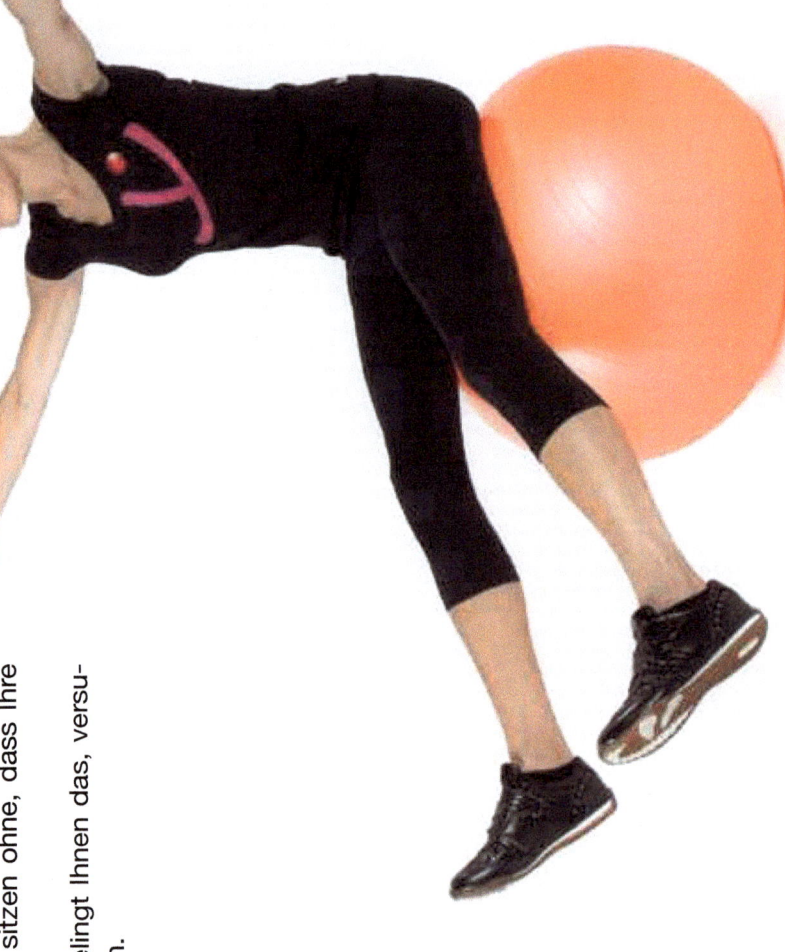

Ziel	Bei dieser intramuskulären Kraft- und Koordinationsübung werden viele kleine Zwischenwirbelmuskel aktiviert und die Beckenbodenmuskulatur muss aktiv sein.
Ausgangslage	Sitz auf dem Ball.
Ausführung	Versuchen Sie zunächst auf dem Ball zu sitzen ohne, dass Ihre Füße den Boden berühren. Ihre Arme nutzen Sie zur Stabilisation. Gelingt Ihnen das, versuchen Sie zusätzlich die Augen zu schließen.

Hilfsmittel:
Sitzball

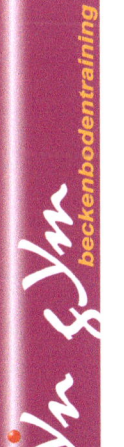

gg Hürdenläufer

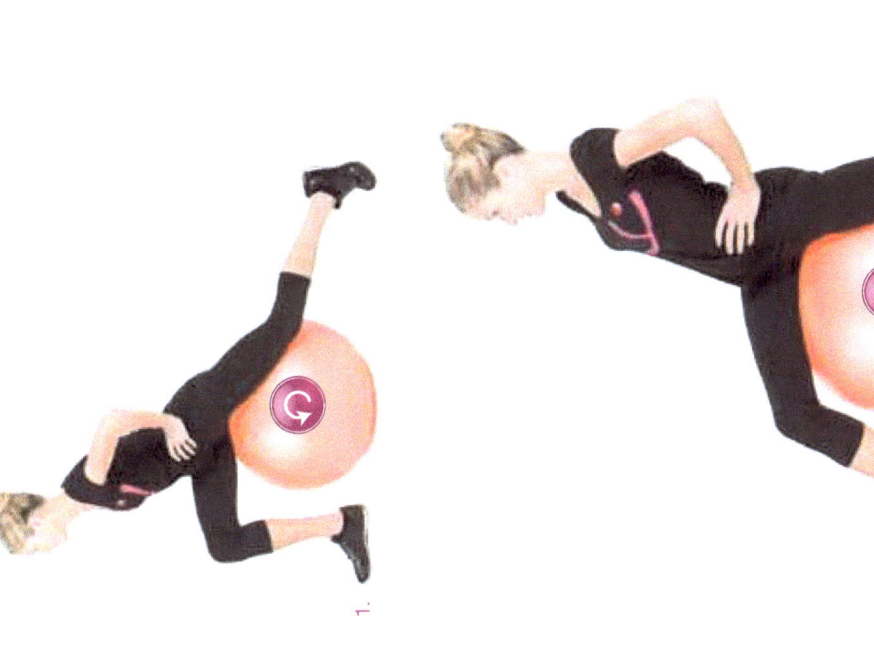

1.

2.

Ziel	Bei dieser Übung wird Ihr Beckenboden nicht nur trainiert sondern auch regelrecht massiert. Auch die kleinen Muskeln an der Wirbelsäule werden durch diese Übung besser durchblutet. Die Lendenwirbelsäule wird mobilisiert.
Ausgangslage	Hürdensitz auf dem Ball
Ausführung	In der Ausgangsposition setzen Sie sich ähnlich einem Hürdensitz auf den Ball. Zu Beginn wird es notwendig sein, sich zusätzlich anzuhalten. Ein Bein steht vor dem Ball auf der Ferse, das andere berührt mit den Zehen den Boden hinter dem Ball, wobei in der Hüfte das hintere Bein auswärts rotiert. In dieser Position beginnen Sie das Becken vorwärts und rückwärts zu rollen, wobei Sie sich abwechselnd von der Zehe des hinteren Beines und der Ferse des vorderen Beines abstoßen. Anschließend machen Sie einen Schrittwechsel und führen die Übung nochmals durch.

Hilfsmittel:
Sitzball

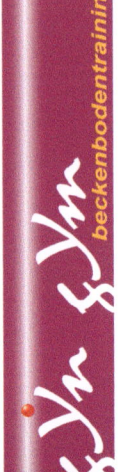

Sliding Grätsche

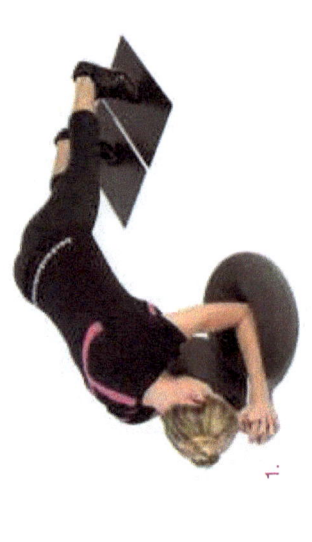

1.

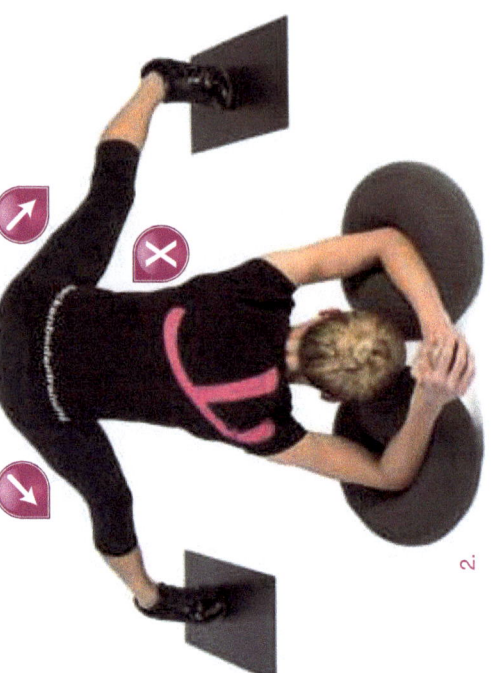

2.

Ziel	Beckenbodenkräftigung, Rumpfstabilisierung, Oberkörperkräftigung.
Ausgangslage	Liegestütz auf den Unterarmen, Zehenstand
Ausführung	Ihre Füße stehen mit den Zehen auf den Slides. Ihr Bauch ist angespannt und Ihr Gesäß leicht angehoben. Aus dieser Position führen Sie die Beine auseinander in eine Grätschposition. Danach bringen Sie die Beine unter der Aktivierung ihres Beckenbodens wieder in die Ausgangsposition zurück.

Hilfsmittel:
Slides oder Teppichfliesen, Matte

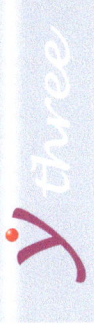

Sling Beckenschaukel

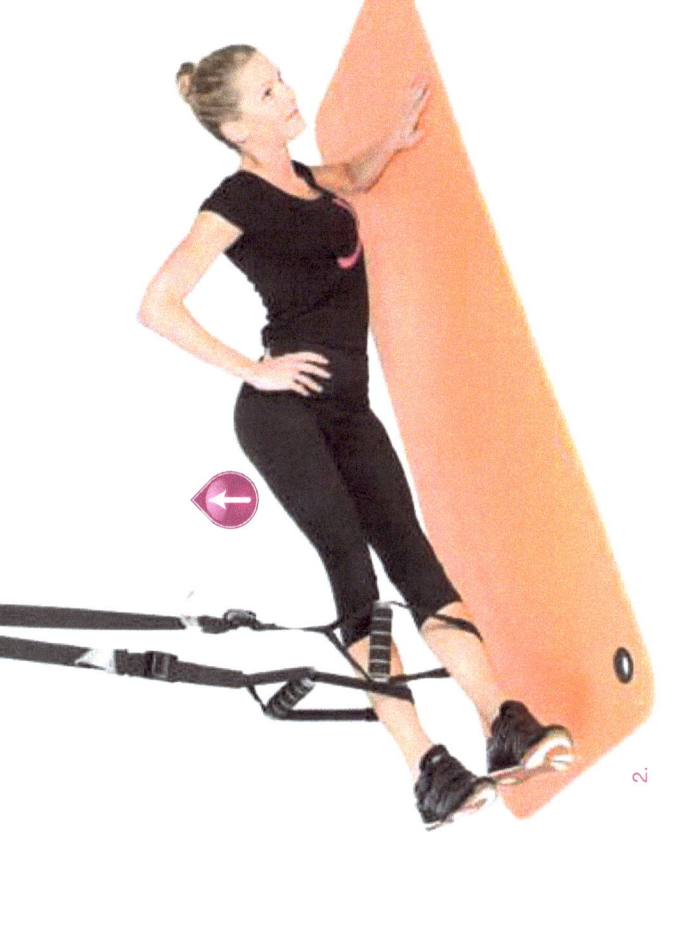

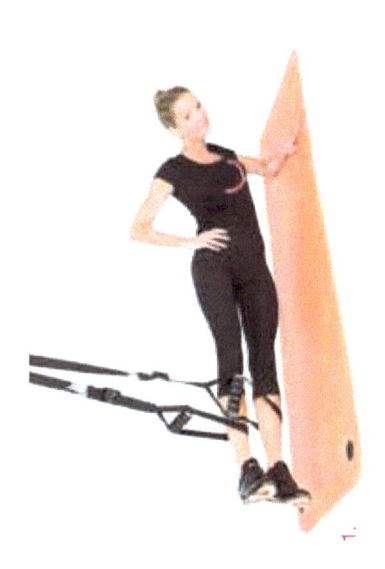

Ziel	Körperspannung, Rumpfkräftigung, Beckenbodenaktivierung
Ausgangslage	Die Füße oder Beine (schwer-leicht) sind in den Schlaufen eingehängt. Der Körper stützt auf den Unterarmen, der Bauch ist angespannt, das Gesäß angehoben.
Ausführung	Aus dieser Position ziehen Sie mit der Hüfte nach außen und heben gleichzeitig das Becken leicht an, ohne die Körperspannung aufzugeben. Danach führen Sie die selbe Übung in die andere Richtung aus.

Hilfsmittel: Sling, Matte

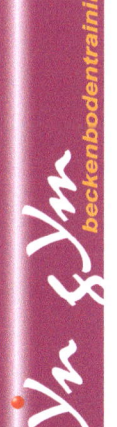

Stütz Crunches

Ziel	Der Stützcrunch beansprucht die gesamte Bauchmuskulatur, die Beinmuskulatur und in weiterer Folge auch die Schulter und Armmuskulatur.
Ausgangslage	Liegestütz, die Füße oder die Unterschenkel (leichter) sind im Slingtrainer eingehangen. Am Anfang sollte diese Übung auf den Unterarmen liegend ausgeführt werden, da sie auf den Händen energetisch recht anspruchsvoll ist.
Ausführung	Aus der gestreckten Liegestützposition werden die Knie gebeugt und an den Körper in Richtung Brust herangezogen. Krümmen Sie ihren unteren Rücken und ziehen Sie den Bauchnabel ein. Danach werden die Beine langsam wieder zurückgeführt, der Bauch und die Gesäßmuskulatur bleiben dabei angespannt, die Schultern locker lassen.

Hilfsmittel:
Sling

Flyer

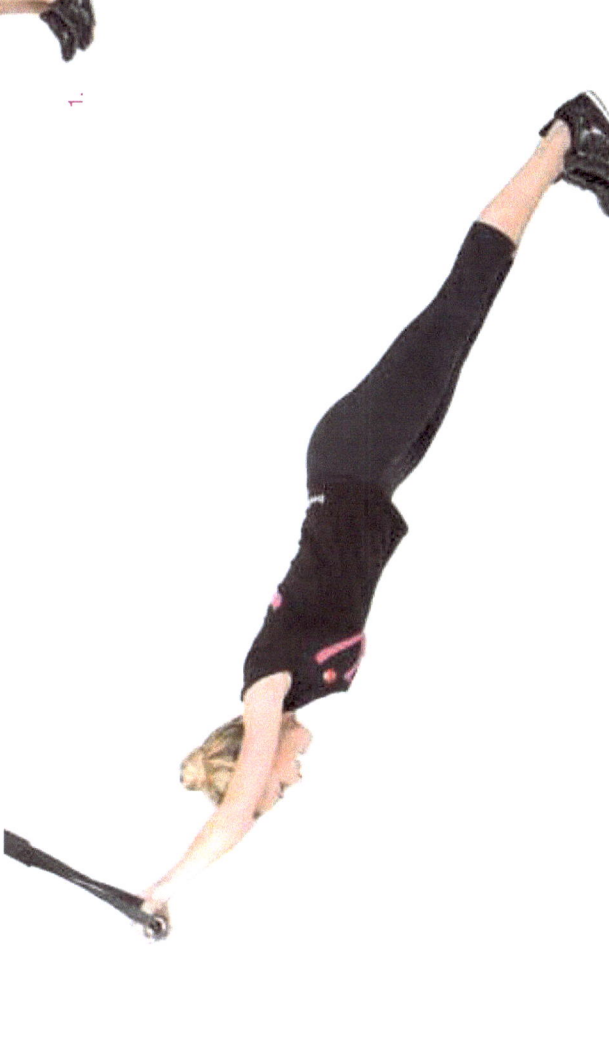

Ziel
Bei dieser Übung werden sämtliche rumpfstabilisierende Muskeln gekräftigt.

Ausgangslage
Stand, die Füße sind schulterweit bis grätschweit auseinander.

Ausführung
In der Ausgangsstellung haben Sie in der Hüfte einen rechten Winkel, die Hände sind im Slingtrainer, die Schultern ziehen in Richtung Boden. Verlagern Sie nun das Körpergewicht nach vorne, strecken in Hüft- und Schultergelenk und versuchen mit Körperspannung diese gestreckte Position kurze Zeit zu halten.

Hilfsmittel:
Sling